Dysphagia Evaluation and Treatment

From the Perspective of Rehabilitation Medicine

日本語版

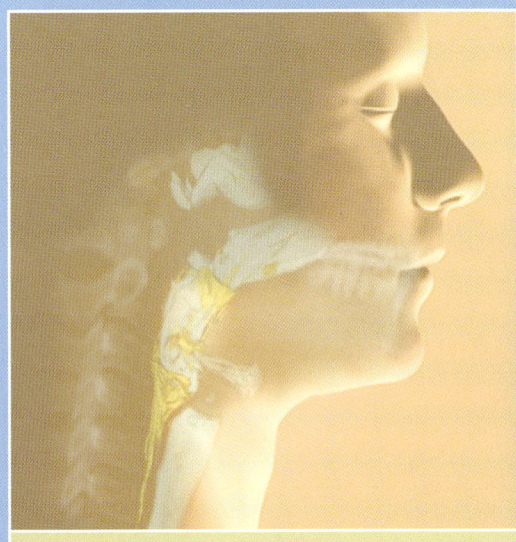

リハビリテーション
医学に基づいた
摂食嚥下障害の
評価・対応

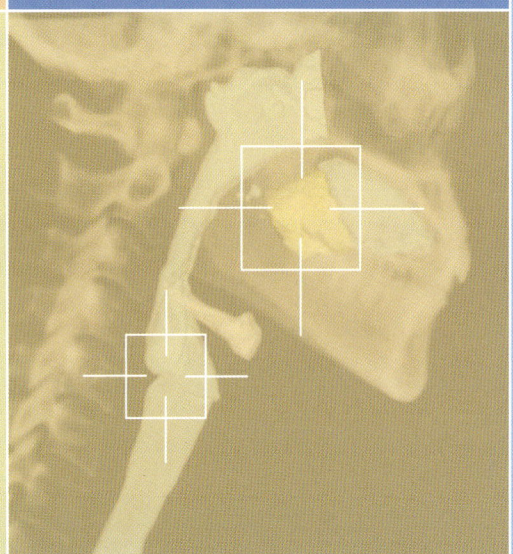

編著

稲本 陽子

柴田 斉子

才藤 栄一

医歯薬出版株式会社

This book was originally published in Japanese
under the title of :
DEISUFUEIJIA EBARYUESHON ANDO TRITOMENTO
NIHONGOBAN
—RIHABIRITESHON IGAKU-NI MOTODUITA SESSHOKU ENGE
SHOGAI-NO HYOKA, TAIO
(Dysphagia Evaluation and Treatment
From the Perspective of Rehabilitation Medicine,
Japanese edition)

Editors :
INAMOTO, Yoko
  Professor, Department of Rehabilitation, School of
  Healthcare, Fujita Health University

SHIBATA, Seiko
  Associate Professor, Department of Rehabilitation Medicine
  I, School of Medicine, Fujita Health University

SAITOH, Eiichi
  President, Fujita Health University
  Professor, Department of Rehabilitation Medicine I, School
  of Medicine, Fujita Health University

© 2019 1st ed.

ISHIYAKU PUBLISHERS, INC.
  7-10, Honkomagome 1 chome, Bunkyo-ku,
  Tokyo 113-8612, Japan

発刊に寄せて

　摂食嚥下障害は神経系疾患や高齢者にしばしばみられ，ときに重大な問題を引き起こす．脱水，低栄養，窒息，誤嚥性肺炎などの合併症や死因との関連も指摘されている．また重度の摂食嚥下障害は，食べる楽しみの喪失などQOLにも深刻な影響を与える．そして，家族との食事など食に関する活動を阻害し患者を孤立させる．こうした摂食嚥下障害が心理社会的機能に及ぼす影響についての理解や認識はいまだ不十分である．これらの問題への取り組みは，日本のような高齢社会では特に重要な課題である．

　日本は，早期から摂食嚥下障害に対する多職種チームアプローチの重要性を認識し，実践してきたユニークな国である．言語聴覚士，歯科医師，看護師，栄養士，そしてリハビリテーション科医など医師が積極的に活躍している．日本摂食嚥下リハビリテーション学会は世界最大の学際的組織であり，嚥下障害の研究，教育，臨床を牽引している．このチームアプローチは摂食嚥下リハビリテーションの効果と効率性の両者に貢献している．

　藤田医科大学は，このチームアプローチのコンセプトをもとに科学的かつ体系的に摂食嚥下リハビリテーションを遂行している先駆的な施設の一つである．この新しいテキスト，"Dysphagia Evaluation and Treatment—From the Perspective of Rehabilitation Medicine"は，科学的，臨床的，かつ倫理的に最高レベルの摂食嚥下リハビリテーションをサポートする．著者・編者は，摂食嚥下リハビリテーションの高度に熟練したエキスパートである．

　1996年に初めて日本を訪れてから現在まで継続している緊密なコラボレーションを通して，私は，同僚である彼らの並外れた知識や専門性について保証する．客員教授として訪問を重ねるなかで，藤田医科大学の摂食嚥下リハビリテーションの発展を間近に見ることができ，彼ら，特に摂食嚥下障害の研究と臨床の改革者であり名高いリーダーである才

藤栄一教授から学ぶ機会に恵まれた．また，このテキストの著者6名を含む30名以上の日本の臨床家や研究者がJohns Hopkins大学の私の研究室に研修に来た．

このテキストは，解剖や生理に加えて，摂食嚥下リハビリテーションの基本的かつ先進的な原則に焦点をあてている．ベッドサイドの臨床評価，スクリーニング，機器を用いた標準的な評価法に加え，嚥下CTや高解像度マノメトリーなどの新しい評価法，さらには運動学習の概念に基づいた治療的アプローチのすべてを網羅している．ケーススタディでは患者治療の体系的なチームアプローチが示されている．

このテキストは摂食嚥下リハビリテーションの発展にとって最高の手引きとなるであろう．このテキストで示されたアプローチが早期からそして継続して実施されたら，確実に摂食嚥下障害患者の機能やQOLの改善を導くことができるだろう．そして，このテキストは，私たちの知識や今後の臨床をさらに改善させる方向性を示唆するものになっていると思う．

Jeffrey B. Palmer, MD

Johns Hopkins大学名誉教授
藤田医科大学栄誉教授

緒　言

　摂食嚥下リハビリテーションの歴史は新しい．その臨床的検討は1980年代に始まった．そして1990年代に入ると急速に発展・普及し，現在も進歩し続けている．この急速な発展には摂食嚥下障害患者の多大なニーズがある．摂食嚥下障害はどの年齢層にも生じる障害ではあるが，特に高齢者に多い．

　進行する人口の高齢化は世界的動向であり，60歳以上の人口割合は1990年には9.2%，2013年には11.7%まで増加し，2050年には21.1%まで達すると予測されている[1]．超高齢社会に突入した日本の高齢化率は欧米先進諸国に比し急速に進んでおり[2]，高齢者割合は群を抜いた高さである．政府統計（2017年12月時点）によると65歳以上は27.8%，75歳以上は13.9%，85歳以上は4.4%を占める．この人口の高齢化によって顕在化している問題の一つが，加齢に伴う摂食嚥下機能低下と高齢者に多い疾病に起因する摂食嚥下障害である．摂食嚥下障害は世界共通の社会的問題であり，具体的対応策の必要な課題である．

　肺炎は摂食嚥下障害のもっとも一般的な合併症であり，過去10年間，死因の上位に位置する．肺炎は，入院の長期化や死亡率の増加につながる．特に高齢者にとっては，肺炎の及ぼす悪影響は大きい．加齢とともに肺炎による死亡率は増加し，60歳以上になると急増する（2015年厚生労働省の国勢調査）．2013年には肺炎が死因の第3位となった[5]．高齢入院患者の約60%は誤嚥性肺炎によるものであり，この割合は70歳以上ではさらに高くなる[9]．また，死因5位の不慮の事故の内訳では，窒息が最も多い．これらのデータは，摂食嚥下障害に関連した原因による死亡の多さを示している．

　2012年度の老人保健増進等事業「摂食嚥下障害に関わる調査研究事業」において，摂食嚥下障害を有する割合は介護療養型病床で73.7%，特別養護老人ホームで59.7%，医療療養型病床で58.7%と報告されている[10]．同様に高齢者が入所，入院している全国の施設や病院を対象に摂食嚥下障害の動態を調査した報告で，高齢者の経管栄養率や嚥下障害率が高いことが示されている[11]．またこの報告では，高齢者の長期療養施設や病院では嚥下機

能評価が十分でなく，適切な介入がなされていないことが指摘されている[11].

摂食嚥下障害に関わる専門職種は，関連して生じる合併症である窒息，誤嚥性肺炎，低栄養，脱水などを予防しながら，摂食嚥下機能の改善を目指す必要があり，嚥下評価，介入に対する基本的な知識やスキルを身につけなければならない.

摂食嚥下リハビリテーションにはチームアプローチが不可欠である．チームワークの形態として，interdisciplinary teamは，専門職の個々の役割と機能がある程度決まっていて，そのなかで機能的連絡をとりあいながら連携するものとなる．一方，transdisciplinary teamとよばれる形態は，患者の必要性がまず存在し，その必要性をそこに存在する専門職で分担するという考え方に基づく．この考え方では，各専門職の役割は，チーム構成員の実態によって変わる．関わる職種が施設毎に異なることの多い摂食嚥下リハビリテーションにおいては，transdisciplinaryという考え方が適切である．日本摂食嚥下リハビリテーション学会（Japanese Society of Dysphagia Rehabilitation：JSDR）は，急性期病院から施設や在宅までの広い範囲を視野に入れた摂食嚥下障害患者に対する効果的なtransdisciplinary チームワークを実現するために設立された[12]．嚥下チームに関わる職種には，医師，歯科医師，言語聴覚士，看護師，歯科衛生士，栄養士などが含まれる．実際のチームは，そこに存在する専門職によって構成員が異なり，担う役割が変わる．摂食嚥下訓練を例にとると，日本では言語聴覚士が主な役割を担っているが，タイでは作業療法士が行っている.

日本摂食嚥下リハビリテーション学会は，摂食嚥下リハビリテーションの発展と進歩に必要な臨床，教育，研究を先導している．この20年で会員は約17,000人（2019年現在）となり，会員職種も幅広い（図）．また本学会が中心に，欧米諸国やアジアなど世界の国々と交流を深め，国際的な共同関係を築き，摂食嚥下リハビリテーションの発展を牽引している.

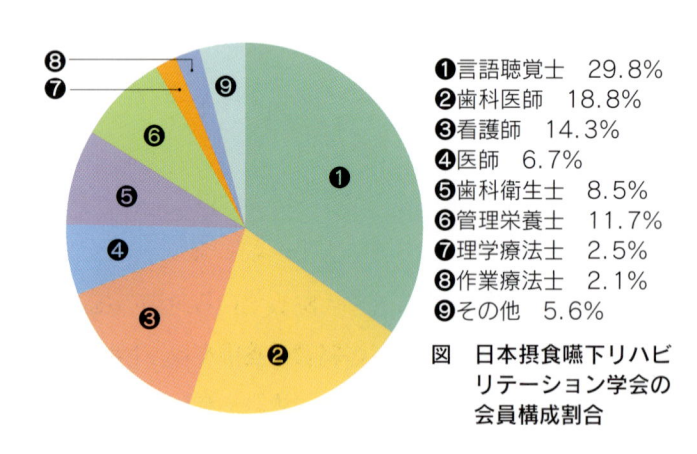

❶言語聴覚士　29.8%
❷歯科医師　18.8%
❸看護師　14.3%
❹医師　6.7%
❺歯科衛生士　8.5%
❻管理栄養士　11.7%
❼理学療法士　2.5%
❽作業療法士　2.1%
❾その他　5.6%

図　日本摂食嚥下リハビリテーション学会の会員構成割合

アジア諸国においても摂食嚥下障害に対する系統的な医療対応が急務な課題となっている．患者のニーズは大きく，摂食嚥下チームの有効性は明らかなものの，摂食嚥下障害に対する認識はいまだに低い．摂食嚥下障害について特別な教育や研修を受けたことのない医療関係者が多い現状のなかで，この問題にどう対応すればよいか適切な方向性がないまま，評価や訓練が委ねられる例も珍しくない．関係する職種によっては，独自の方法で診断し対応せざるを得ない．当然ながら，珍しい病態や重度な障害への対応は難しくなる．

画像評価は，摂食嚥下障害の病態を明らかにして，最適な治療法を選択し，その効果を判定するうえで欠かせないが，アジア諸国の多くでは，いまだに整備されていない．また専門性を有した職種で構成された摂食嚥下チームも少ない．今後，専門職の育成と，チーム体制づくりの普及が求められている．

本書は，摂食嚥下障害への対応上，それぞれの専門職が共通に持っておくべき摂食嚥下に関する基礎知識ならびに評価方法，訓練に関する実用的知識の獲得を目的に編集した．

本書は4編で構成されている．1編では摂食嚥下の解剖生理，モデルについて，2編では臨床的アプローチとして機器を用いない・機器を用いた評価について述べる．機器を用いた評価は，ゴールドスタンダードである嚥下造影検査，嚥下内視鏡検査に加え，最新の動的定量的評価である嚥下CT評価について触れる．3編では摂食嚥下障害の対応や治療法を概観する．4編では臨床場面でしばしば遭遇する症例を呈示し，実際のアプローチを紹介する．

本書の内容は，藤田医科大学の摂食嚥下チームの臨床に基づいている．本書が，摂食嚥下リハビリテーションに関わる読者にとってその専門性を高める上で役に立つこと，また関心を持つ読者にとってわかりやすい出発点となることを願っている．

才藤栄一，稲本陽子

文　献

1) United Nations, Department of Economic and Social Affairs, Population Division (2013). World Population Aging 2013. ST/ESA/SER.A/348.

2) Kuzuya M：Process of physical disability among older adults—contribution of frailty in the super-aged society. Nagoya J Med Sci, 74：31-37, 2012.

3) Population estimates by Age. Statistics Bureau, Ministry of Internal Affairs and Communications website. 2015. http://www.stat.go.jp/english/index.htm. Accessed 31 July 2015.

4) The World Health Organization (WHO). 2012. http://www.who.int/mediacentre/factsheets/en/. Accessed 31 July 2015.

5) The demographic population survey by Ministry of Health, Labour and Welfare. 2014. http://www.mhlw.go.jp/toukei/saikin/hw/jinkou/geppo/nengai14/dl/gaikyou26.pdf. (Japanese). Accessed 31 July 2015.

6) National Statistical Office. Office of the Permanent Secretary for Public Health, Ministry of Public Health, Thailand. 2014. http://www.nso.go.th/. (Thai). Accessed 31 July 2015.

7) Reechaipichitkul W, Thavornpitak Y, Sutra S：Burden of adult pneumonia in Thailand：a nationwide hospital admission data 2010. J Med Assoc Thai, 97 (3)：283-292, 2014.

8) The e-Stat data (an official site of Japanese Government Statistics) by Ministry of Internal Affairs and Communications. http://www.e-stat.go.jp/SG1/estat/List.do?lid=000001137965. (Japanese). Accessed 23 December 2017.

9) Teramoto S, Fukuchi Y, Sasaki H, Sato K, Sekizawa K, Matsuse T, et al.：High incidence of aspiration pneumonia in community and hospital-acquired pneumonia in hospitalized patients：a multicenter, prospective study in Japan. J Am Geriatr Soc, 56：577-579, 2008.

10) 才藤栄一他：平成23年度 老人保健事業推進費等補助金 老人保健健康増進等事業 摂食嚥下障害に係る調査研究事業報告書．平成24 年3月独立行政法人国立長寿医療研究センター．

11) Sugiyama M, Takada K, Shinde M, Matsumoto N, Tanaka K, Kiriya Y, et al.：National survey of the prevalence of swallowing difficulty and tube feeding use as well as implementation of swallowing evaluation in long-term care settings in Japan. Geriatr Gerontol Int, 14 (3)：577-581, 2014.

12) Saitoh E, Matsuo K, Inamoto Y, Ishikawa M, Tsubahara A：Twenty years of trans-disciplinary approach development for dysphagia rehabilitation in Japan. Dysphagia, 30 (1)：102-103, 2015.

謝 辞

本書を出版するにあたり，ご尽力いただいた著者の皆様，ご協力及びご支援をいただきました藤田医科大学嚥下チームの皆様に心より感謝申し上げます．藤田医科大学嚥下チームの一員として，このように強力なtransdisciplinaryチームアプローチを構成できることを幸運に思うとともに，私達のチームが示すモデルが読者のみなさんにとって役立つことを信じています．本書の作成にあたり温かいご支援と巻頭言をくださった，我々の師であり，共同研究者でもあるJohns Hopkins大学のJeffrey B. Palmer名誉教授に深謝の意を表します．また本書への画像掲載に協力下さった摂食嚥下障害の患者の皆様に心より御礼を申し上げます．

そして医歯薬出版株式会社ならびに関係各位に心より感謝申し上げます．

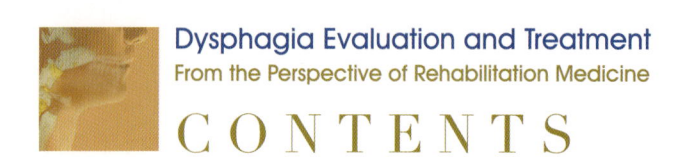

Dysphagia Evaluation and Treatment
From the Perspective of Rehabilitation Medicine

CONTENTS

Part I　概論および嚥下の生理

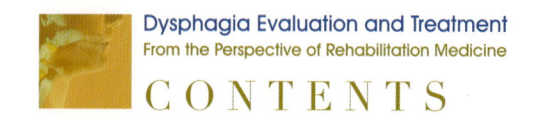

Dysphagia Evaluation and Treatment
From the Perspective of Rehabilitation Medicine
CONTENTS

Part III 治 療

編著者
（敬称略）

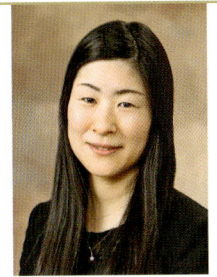
稲本陽子
藤田医科大学保健衛生学部
リハビリテーション学科
教授

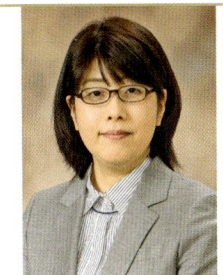
柴田斉子
藤田医科大学医学部
リハビリテーション医学Ⅰ講座
准教授

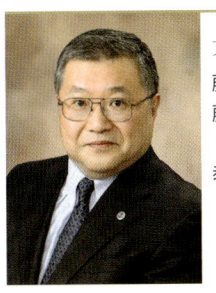
才藤栄一
藤田医科大学学長
藤田医科大学医学部
リハビリテーション医学Ⅰ講座
教授

執筆者
（敬称略）

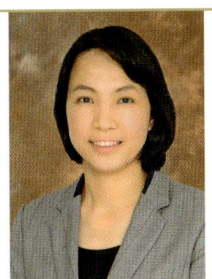
Kannit Pongpipatpaiboon
藤田医科大学医学部
リハビリテーション医学Ⅰ講座
研究員

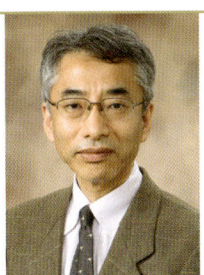
加賀谷　斉
藤田医科大学医学部
リハビリテーション医学Ⅰ講座
教授

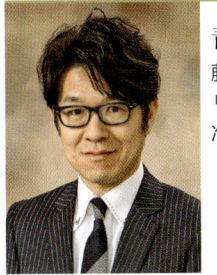
青柳陽一郎
藤田医科大学医学部
リハビリテーション医学Ⅰ講座
准教授

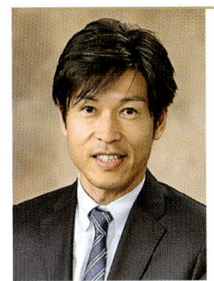
松尾浩一郎
藤田医科大学医学部
歯科・口腔外科学講座
教授

Part I
概論および嚥下の生理

1

解剖の
概論および用語

Introduction

本章では，摂食嚥下障害に関連する用語と解剖について
説明する．用語の共通認識は，医療従事者間のコミュニ
ケーションに重要である．また，摂食嚥下の生理と臨床を
正しく理解するためには，解剖学的知識が必須である．

 # 摂食嚥下障害の用語

　摂食嚥下は生命維持に不可欠で，頻度の高い活動である．単に栄養摂取や水分補給のためだけでなく，QOLの維持向上に果たす役割も大きい．チーム医療が基本である摂食嚥下障害のリハビリテーションでは，共通用語（**表1-1**）を医療従事者が共有し，コミュニケーションやカルテ記載に利用していくことが求められる．

表1-1　摂食嚥下障害に関わる用語

嚥下 (swallowing/deglutition)	食塊を口腔から胃まで送る連続した運動
捕食 (eating/ingestion)	食塊を口腔内に取り込むプロセス
摂食障害 (eating disorder)	異常な摂食行動を伴う心理的な障害（例：拒食症，過食症）
dys-	障害または異常を表す接頭語
phag-	食べることを表す接頭語
摂食嚥下障害 (eating problem/dysphagia)	口腔から胃まで食塊を送り込むプロセスの困難，障害
誤嚥 (aspiration)	唾液，液体または食物が声門を越え気道に侵入すること
喉頭侵入 (penetration)	喉頭前庭まで（声門上までのレベルで）食物が侵入すること
残留 (retention)	嚥下した食塊が，嚥下後に口腔や喉頭蓋谷や梨状窩に残留すること
流涎 (drooling)	唾液が口腔外に漏れること
鼻咽腔逆流 (nasal regurgitation)	食物が咽頭から鼻腔へと逆流すること
咽頭逆流 (pharyngeal regurgitation)	一旦上食道括約筋を越えて食道に流入した食塊が再び咽頭へと逆流すること
胃食道逆流 (gastroesophageal regurgitation)	胃の内容物が食道へと逆流すること

2 解剖と運動制御

　摂食嚥下の生理を理解するためには，摂食嚥下に関する解剖と運動制御について理解する必要がある．摂食嚥下運動は，口腔，咽頭，喉頭，食道の30以上の筋肉の精密な協調運動によって行われる．これらの運動は，末梢からの入力を受けながら，皮質から脳幹にかけての中枢神経系によって制御されている．

1 摂食嚥下の解剖学的構造

　口腔は消化管の入り口であり，上気道の入り口でもある．舌は口腔底に位置し，口腔面と咽頭面をなす．口腔の後方は口峡と呼ばれ，口腔と咽頭腔を隔てている．咽頭壁は，上，中，下からなる咽頭収縮筋で構成される．食道入口部（upper esophageal sphincter；UES）は，咽頭と食道の境界部にある高圧部位を指し，三つの筋群からなる．下咽頭収縮筋の下層，輪状咽頭筋，食道の上部筋層である．UESは，安静時は収縮して閉鎖しており，嚥下時にのみ弛緩し，食塊は食道へと送り込まれる（図1-1）．

　舌骨は嚥下運動にとって重要な役割を果たす．下顎骨と舌骨をつなげる舌骨上筋群（顎舌骨筋，オトガイ舌骨筋，顎二腹筋前腹）は，舌骨と喉頭を前上方に挙上させてUESを開大させるための主要な筋群である．

　喉頭は，気道路と食物路を隔てる役割を果たす．声帯と仮声帯の閉鎖および披裂の喉頭蓋基部への接触という多段階の喉頭閉鎖によって，誤嚥しないように気道は防御されている．咽頭腔は，舌根部，咽頭，喉頭蓋，喉頭，UESによって構成される．図1-2に口腔，咽頭および喉頭の概略図を示す．また，嚥下関連筋群の模式図を図1-3に示す．

2 摂食嚥下の神経制御

　摂食嚥下運動は，随意と不随意の制御によって行われている．嚥下の中枢制御は，「テント上（皮質と皮質下）」と「テント下（脳幹）」に分けられる．これらの中枢神経系が，頭頸部の末梢からの入力によって修飾されながら，摂食嚥下に関連する器官の運動を制御している（図1-4，表1-2）．

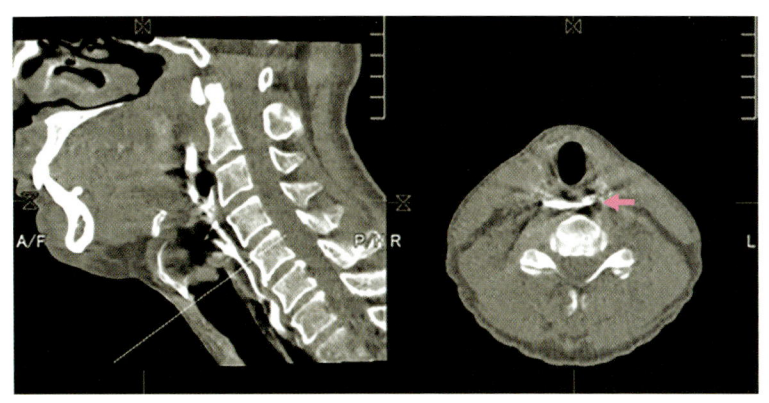

図1-1　UES CT画像の二段面
（左）正中矢状断．（右）左図の白点線で展開した軸位断を示す．UESの断面
（ピンク矢印）が円ではなくダンベル状の形状であることがわかる．

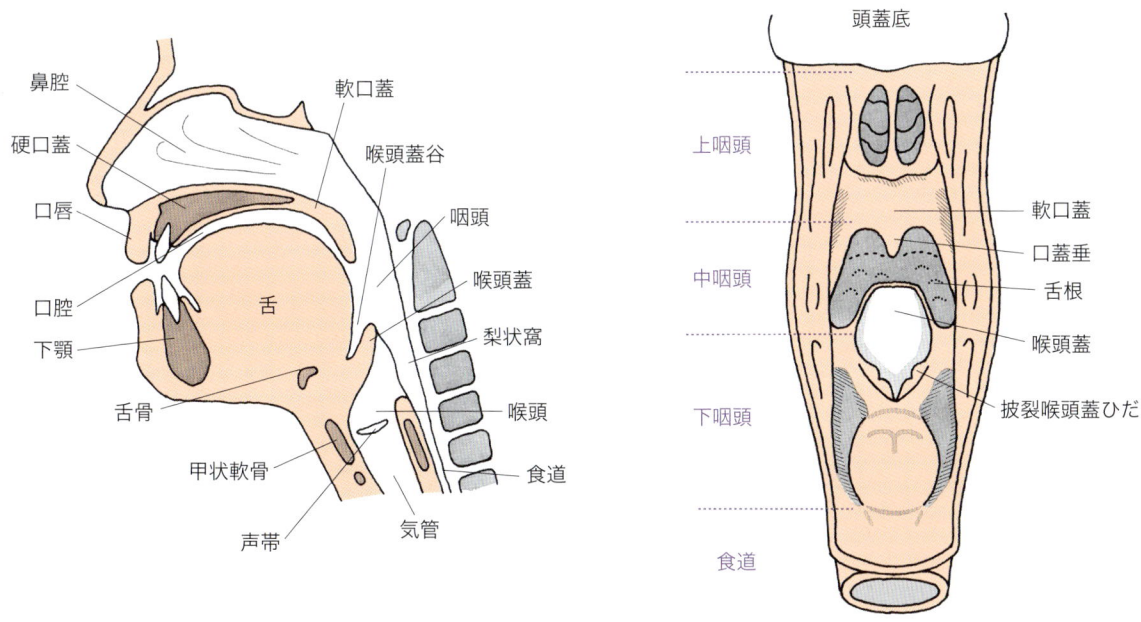

図1-2　口腔・咽頭・喉頭の概略図

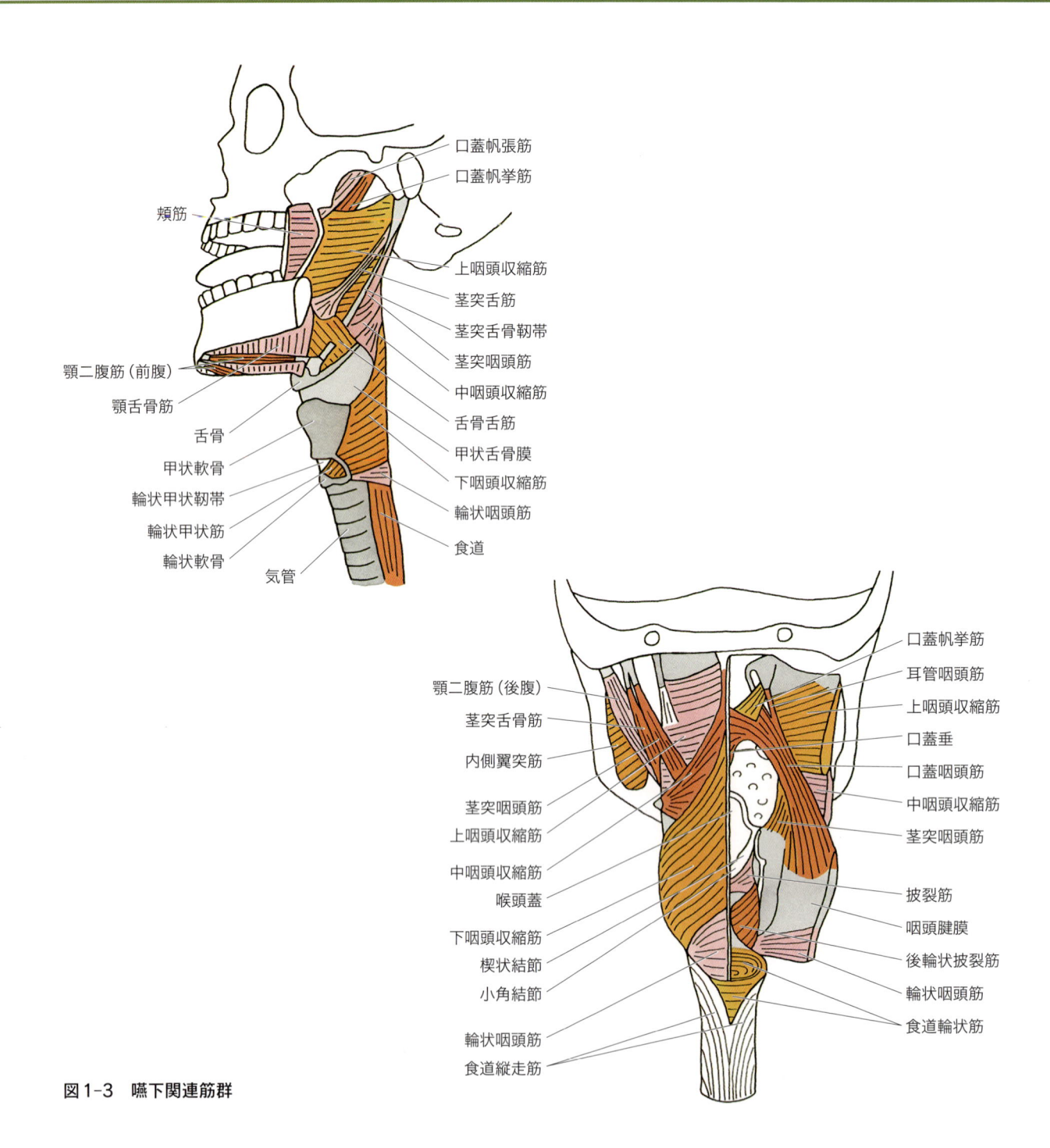

図1-3 嚥下関連筋群

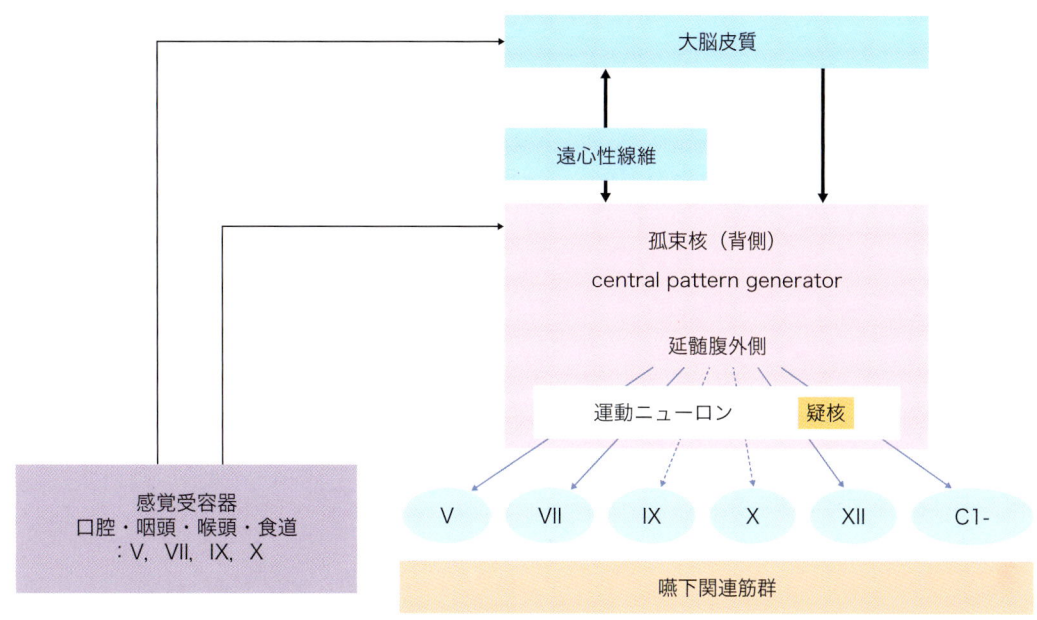

図1-4　摂食嚥下の神経機構

表1-2　摂食嚥下に関わる筋の神経支配とその作用

	筋の名称	支配神経	作　用
外舌筋	舌骨舌筋	XII	舌を下制，後退
	茎突舌筋		
	口蓋舌筋	X	
咽頭収縮筋	上咽頭収縮筋	X	咽頭上部から下部にかけて食塊を下に押し出す陽圧を生成
	中咽頭収縮筋		
UES	甲状咽頭筋		
	輪状咽頭筋		安静時には持続性に収縮し，嚥下時に弛緩
咽頭挙上筋	茎突咽頭筋	X	咽頭の短縮および喉頭挙上の補助
	耳管咽頭筋	X	
	口蓋咽頭筋	X	
舌骨上筋	オトガイ舌骨筋	C1	舌骨喉頭を前上方に挙上
	顎舌骨筋	V	
	顎二腹筋	V	
	茎突舌骨筋	VII	
舌骨下筋	甲状舌骨筋	XII, C1	舌骨固定時は甲状軟骨を挙上．甲状軟骨固定時は舌骨を下制
	胸骨舌骨筋	C1-C3	舌骨喉頭を下制
	胸骨甲状筋		
	肩甲舌骨筋		

2
ヒトの
嚥下の進化と発達

Introduction

本章では，頭頸部の形態学的特徴について，ヒトと他の哺
乳動物との相違およびヒトにおける乳児から成人への発達
について概説していく．これらの相違を理解することで，
ヒトの嚥下における解剖学的な問題点が明確となってくる．

ヒトの口腔・咽頭・喉頭の構造

　ヒトの口腔，咽頭の構造は他の哺乳類と異なる．多くの哺乳類では，口腔が前後方向に長く，喉頭は口腔のすぐ後方に位置し，鼻腔内喉頭と呼ばれる．喉頭蓋は軟口蓋に接しており，嚥下反射が惹起されるまで，口腔から食道へつながる食物の経路を，鼻腔から喉頭，気管へとつながる気道から隔てている（**図2-1**）．

　一方，ヒトは進化の過程で話す機能を獲得したことにより，口腔の前後径は短く，咽頭腔は共鳴腔として縦に広がったといわれている．そのため，喉頭の位置が下がり喉頭口は咽頭に位置するようになった．

　これら，ヒトと他の哺乳類との口腔，咽頭，喉頭の解剖学的相違が摂食嚥下に与える影響は，大きく分けて三つある（**図2-2**）．

1 口腔の構造

　ヒト以外の哺乳類では口腔の前後径が長く，舌はほぼすべてが口腔内に位置し，嚥下反射が起こるまで食塊を口腔内に保持している．一方，ヒトでは口腔の前後径が短く，舌の後方部は咽頭腔の前壁を構成するため，固形物の咀嚼嚥下では，咀嚼中に舌の運動に伴って食物が咽頭に達し，咽頭内で食塊形成が行われる．

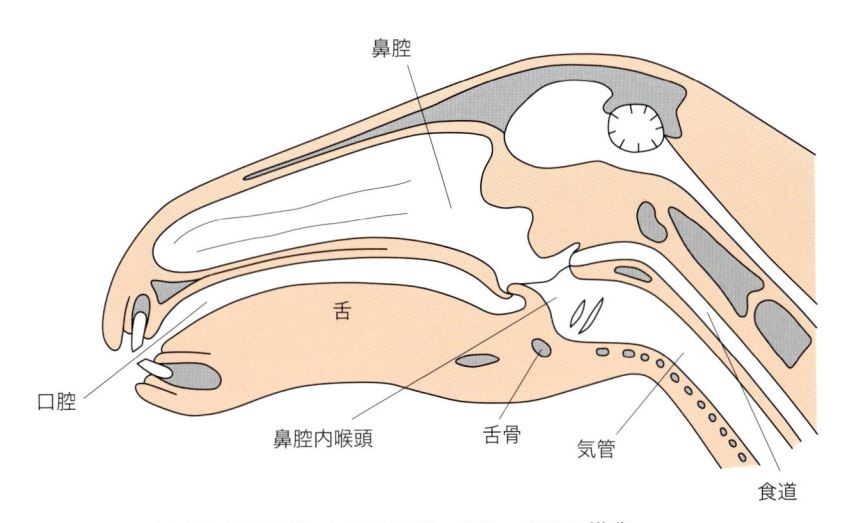

図2-1　ヒト以外の哺乳類における口腔・咽頭・喉頭の構造

9

❷咽頭腔の大きさ

　ヒト以外の哺乳類では咽頭腔は比較的小さく，喉頭は鼻腔に開いている（鼻腔内喉頭）. ヒトでは，発声のための共鳴腔として咽頭腔が広がったため，喉頭位置が下がり，喉頭は咽頭腔に開く．このため，鼻腔から気管へ続く「呼吸路」と，口腔から食道へ続く「食物路」が咽頭で交差するようになった.

❸口腔と喉頭・咽頭の位置

　ヒト以外の哺乳類では，口腔と咽頭のなす角は水平に近い．ヒトでは座位または立位の場合，口腔と喉頭・咽頭の位置は90度の角度をなす．したがって，ヒトでは口腔から咽頭にこぼれた食塊が喉頭に入りやすい構造になっている.

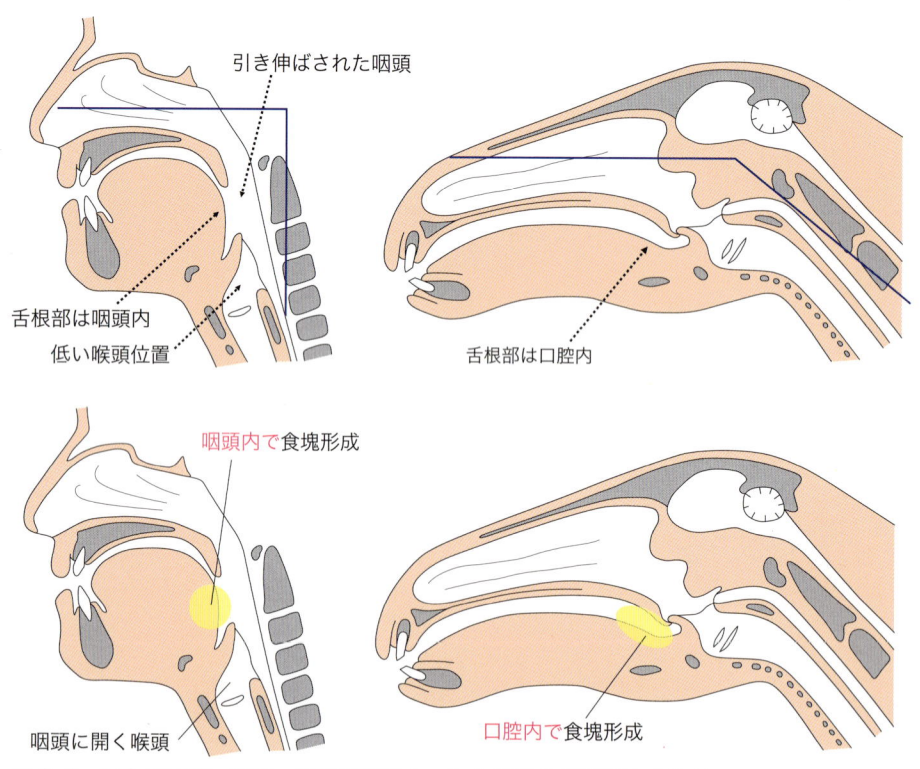

図2-2　ヒトの口腔・咽頭・喉頭の構造と，ヒト以外の哺乳類との比較

これらの解剖学的構造の違いにより，ヒトでは誤嚥のリスクが増すこととなった．他の哺乳類では解剖学的構造から誤嚥のリスクは低いが，構音機能には限界がある．これはヒトの乳幼児にもいえることである．

2 ヒトにおける嚥下の発達

解剖学的構造の適切な発達は，正常嚥下機能の獲得に重要である．乳児と成人の頭頸部の解剖は異なり，その解剖学的相違によって，摂食嚥下機能も影響を受ける[3-5]．

新生児の口腔はまだ小さく，下顎もやや後退気味である．口腔は，ほぼ舌によって占められている．硬口蓋は平坦で，哺乳のための厚い顎堤があるだけである．歯は未萌出であるため，咀嚼よりも吸啜に向いた構造になっている．咽頭腔は短く，舌骨と喉頭は高く位置する．喉頭蓋は，第2頸椎レベルに位置し，軟口蓋に接しており，他の哺乳類のように，喉頭が直接鼻腔に開いている構造になっている（**図2-3**）．これらの構造によって，呼吸経路と摂食嚥下の経路が分離され，気道防御と安全な摂食が可能となり，ある程度長い時間，母乳を吸いながら呼吸ができるのである．

発達に伴い，解剖学的構造は変化していく．歯が萌出し，口腔容積は増大する．喉頭が下降し，咽頭腔が上下方向に延長するのに伴って，舌根部が下降し，咽頭腔の前壁を形成するようになる．こうして広い咽頭腔が形成され，共鳴腔を獲得するが，呼吸路と食物路が咽頭腔で交差するようになり，誤嚥のリスクが相対的に高まることとなる．

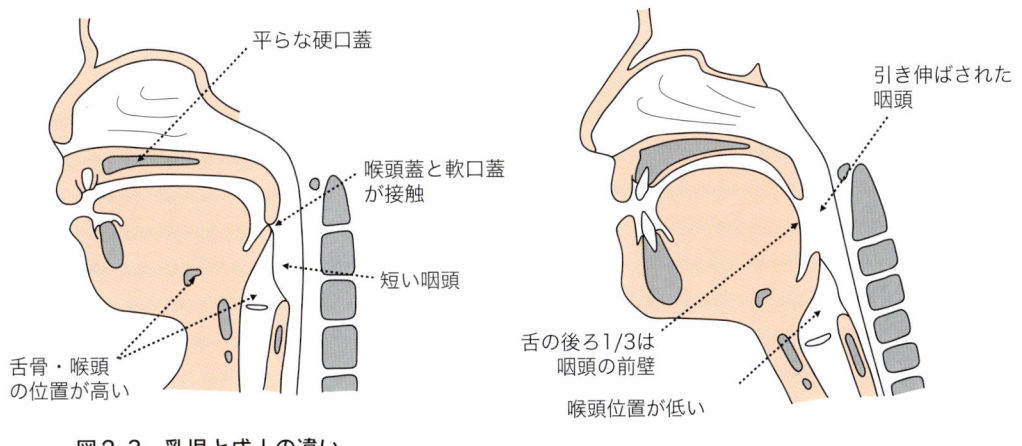

図2-3 乳児と成人の違い

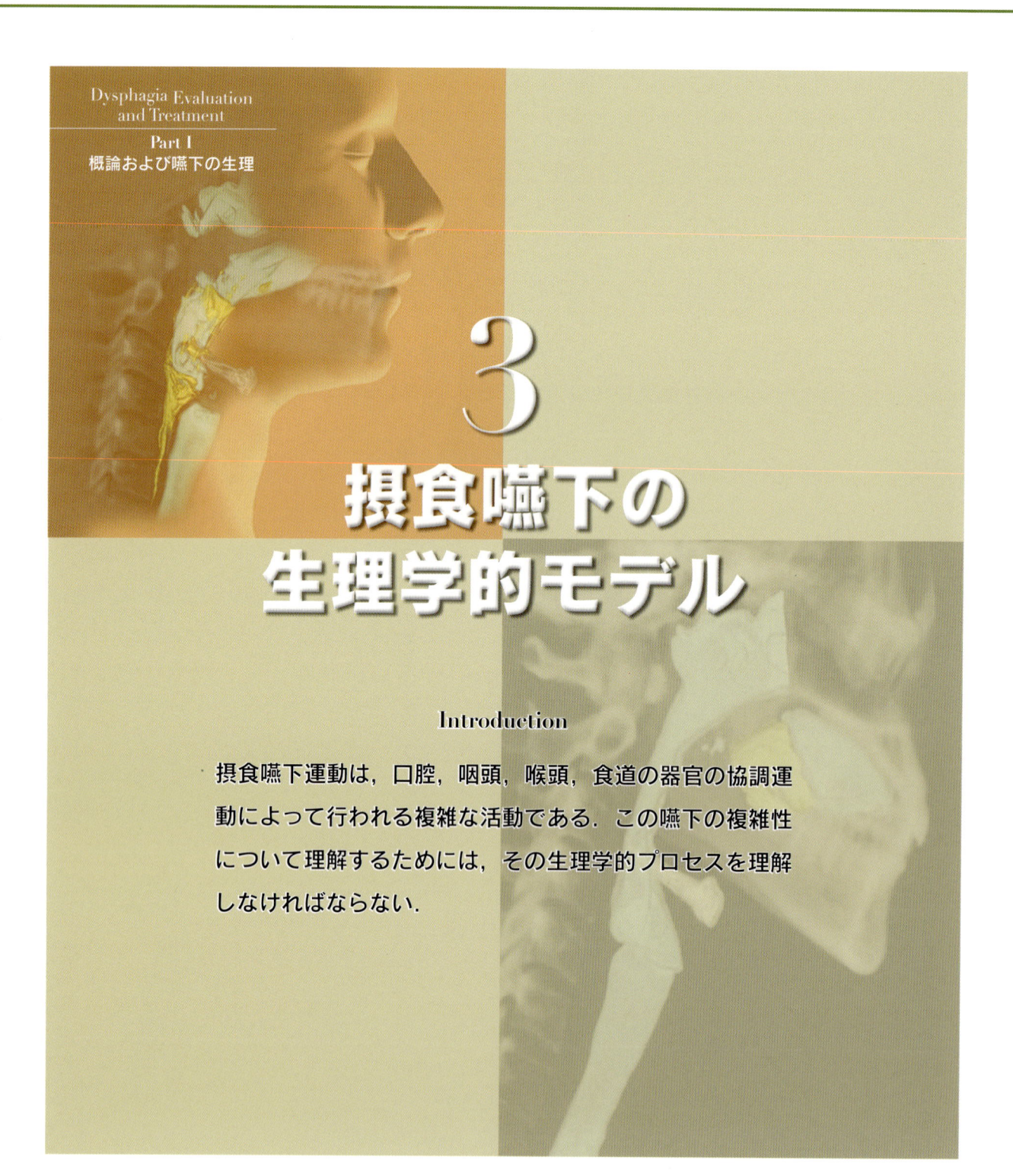

3

摂食嚥下の
生理学的モデル

Introduction

摂食嚥下運動は，口腔，咽頭，喉頭，食道の器官の協調運
動によって行われる複雑な活動である．この嚥下の複雑性
について理解するためには，その生理学的プロセスを理解
しなければならない．

1 はじめに

　摂食嚥下の動態や摂食嚥下障害の病態を理解するために，摂食嚥下モデルが概念として形成され，研究や臨床に応用されている．そのなかで，液体嚥下と咀嚼嚥下に対しては二つの生理学的モデルが広く用いられている．液体嚥下の4期モデルと咀嚼嚥下のプロセスモデルである．また，近年，咽頭期と食道期だけからなる2期モデルが提唱されるようになった．このモデルによって，舌による送り込みが起こらない孤発嚥下（isolated pharyngeal swallow；IPS）も，ヒトの摂食中に起こることが明らかになった．これらの嚥下モデルにおける各期の相違点について述べていく．

　摂食嚥下運動は，もともと口腔準備期，口腔送り込み期，咽頭期，食道期の四つの期で表現されていた．この4期モデルは，液体を「命令嚥下」したときの食塊の動きをもとに構築された概念であり，各期を食物の場所で分類しているため，各期は明瞭に区分され重複することなく続くことが特徴である．4期モデルでは，嚥下反射開始前に食塊が咽頭へ送り込まれるのは異常であると考えられていた．しかし，固形物の咀嚼嚥下では，嚥下前の咀嚼中に食塊が咽頭へ送られ，咽頭に集積される．これは，4期モデルでは説明できず，プロセスモデルが提唱された．液体嚥下と咀嚼嚥下のプロセスにおける一番大きな相違点は，咀嚼運動と嚥下前の食物の送り込みである．4期モデルとプロセスモデルを用いることで，この口腔期における違いを明瞭に説明できる．咽頭期から食道期にかけては液体嚥下も咀嚼嚥下もほぼ同じ動態を示す（**図3-1**）．

2 4期モデル

　4期モデルは，口腔準備期，口腔送り込み期，咽頭期，食道期の四つのステージで表される（**図3-1，2**）[1]．

1 口腔準備期

　液体を口腔内に取り込んだあとに，嚥下開始まで口腔前方部で食塊が保持される．有歯顎者の場合，口腔底に食塊を保持するか（dipper type），舌前方部分で舌背部に食塊を載せて口蓋との間で保持している（tipper type）ことが多い[2]．口唇は閉鎖され，舌尖部は

・4期連続モデル：液体嚥下

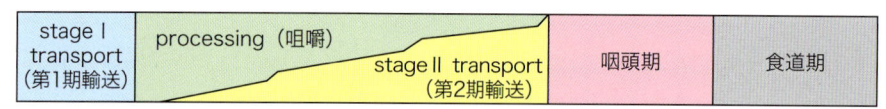

| 口腔準備期 | 口腔
送り込み期 | 咽頭期 | 食道期 |

・プロセスモデル：咀嚼嚥下

| stage I
transport
（第1期輸送） | processing（咀嚼）
stage II transport
（第2期輸送） | 咽頭期 | 食道期 |

・2期連続モデル：孤発嚥下

| 咽頭期 | 食道期 |

図3-1　生理学的嚥下モデル

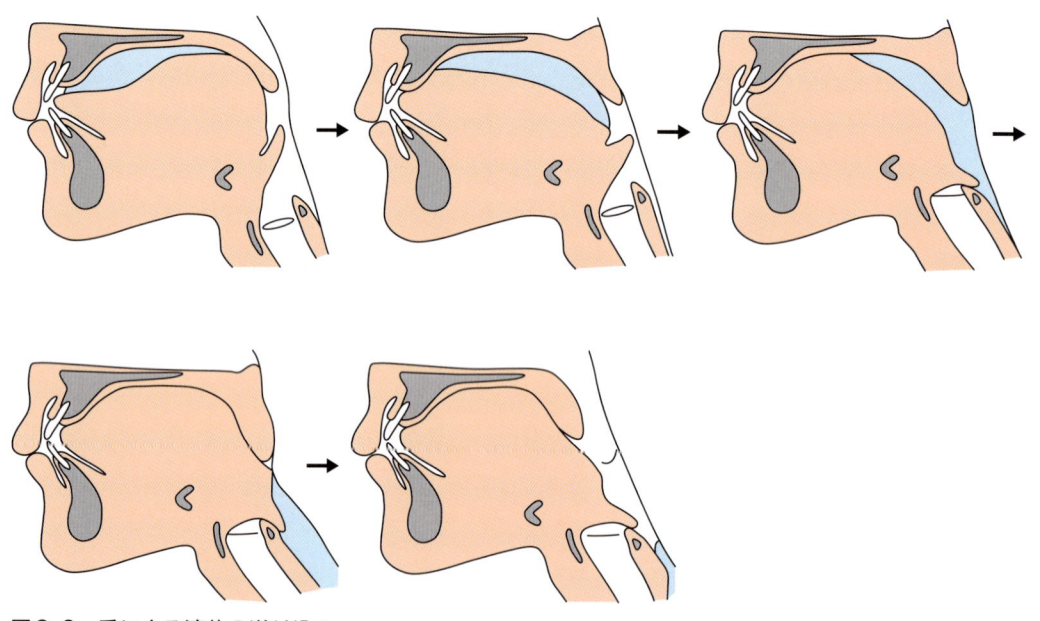

図3-2　舌による液体の送り込み

口蓋前方部と接している．口腔の後方は，嚥下前に咽頭へと液体がたれ込まないように，舌と軟口蓋によって口峡部がしっかりと閉鎖されている．この閉鎖は，おもに口蓋舌筋の収縮による．

2 口腔送り込み期

舌の前方と側方は，口蓋に接してアンカーの役割を果たす．舌後方が下降し，それまで閉鎖されていた口峡部が開き，食塊が咽頭へと送り込まれる[3]．舌は，食塊を舌背上に載せ，前方部から徐々に口蓋へと接するように挙上することで，食塊を後方へと送り込んでいく．

3 咽頭期

口腔送り込み期に引き続き，咽頭へと送り込まれた食塊によって咽頭期が惹起され，食物を食道へと送り込んでいく．咽頭期では，食塊が気道に侵入するのを防ぐ気道防御機構が働くため，摂食嚥下にとって最も重要なステージといえる．

咽頭期における諸器官の運動を以下に示す．

1) 口蓋帆挙筋，口蓋帆張筋，口蓋咽頭筋，および上咽頭収縮筋の収縮により，軟口蓋が，鼻腔と咽頭腔を遮断するように挙上する．鼻咽腔を閉鎖することによって，食物の鼻腔への逆流を防ぐ．

2) オトガイ舌骨筋を中心とした舌骨上筋群と甲状舌骨筋の収縮により，舌骨と喉頭が前上方に挙上する．この舌骨と喉頭の上前方への挙上は，いくつかの重要な役割を果たしている[1,5,6]．喉頭の前上方への挙上と舌根部への後方への収縮によって，喉頭蓋が後方へと倒れこむ．咽頭収縮と喉頭挙上は，咽頭腔を上下に短縮させ，陰圧を形成し，食塊を食道へと送り込む推進力を生成する．さらに，甲状軟骨が上前方に挙上することで，輪状軟骨とその後方に付着する輪状咽頭筋が牽引され，UES（食道入口部）が開大しやすくなる．

3) 舌根部が後退し，咽頭部の収縮筋群も収縮する．咽頭の収縮筋群は，上方から下方へと蠕動運動様に収縮していき，さらに咽頭腔の容積を縮小させるために上下方向にも短縮する．これらの上方からの収縮によって，食物は下方へと送り込まれる．

4) 喉頭が閉鎖する．喉頭閉鎖には，声帯閉鎖，披裂の喉頭蓋底部への接触，喉頭蓋の反転

が含まれる[7-9]．声帯閉鎖のタイミングは，食塊の粘性によって調整され，粘度の高い液体より，粘度の低い液体のほうが早期に閉鎖が開始されやすく，閉鎖の持続時間が長くなる[10]．喉頭前庭では仮声帯が閉鎖し，披裂が内転して挙上し，喉頭蓋基部に接する．喉頭蓋が反転し，喉頭口を閉鎖する．これらの機序によって気道防御が行われている．

5) 咽頭期は，UESが開大し，食塊がすべて食道へ送り込まれた段階で終了する．UESの開大は以下の四つの機序による[11]．

① 収縮している輪状咽頭筋が弛緩する．

② 舌骨上筋群と甲状舌骨筋が収縮し，舌骨と喉頭を前上方へと引き上げることによりUESが開くスペースをつくる．

③ 舌骨と喉頭が前上方へ引き上げられることで，弛緩したUESが牽引される．

④ さらに，送り込まれてきた食塊によってUESは開大する．

４ 食道期[1,5,12)

食道期は，食塊のUES通過後に開始される．UESは普段収縮しているが，食物が通過するときに弛緩する．そして，食塊が食道に送り込まれたあとは再度収縮した状態に戻り，咽頭への逆流を防ぐ．

食道蠕動（1次蠕動波）は，咽頭期嚥下により開始され，食塊を下部食道括約筋部（LES）へ推進させる．1次蠕動波に続き食道の伸展により2次蠕動波が起こり，自律神経系の制御により食塊を胃へと送り込む．また，重力も食道の送り込みをサポートする．食道の移送時間は，概ね8～20秒間ほどである．下食道括約筋（LES）は，普段は胃からの逆流を防ぐために収縮している．しかし，LESは食塊がUESに到達するときに弛緩し，食塊が胃へと送り込まれると再び収縮し，胃食道逆流を防ぐ．

3 プロセスモデル（process model）

プロセスモデルは，咀嚼嚥下のメカニズムを説明したモデルである．

１ 口腔期

食物の物性（液体か固体か）によって，口腔期は大きく変化する．プロセスモデルは，

咀嚼嚥下のメカニズムを説明したモデルである．食物を咀嚼しているときには，舌や軟口蓋は常に動いており，口峡は開いている．咀嚼された食物は咽頭へと送り込まれ，中咽頭で食塊形成される．液体嚥下時に，液体が口腔内で保持されることとは異なる点である．

2 Stage I transport（第1期輸送）

食物を口腔内にとり込んだあと，開口とともに舌全体が後下方へと動くことで，舌背に載せた食物を臼歯部へと運び，それと同時に舌は外側へと回転して，食物を下顎の咬合面へと載せる．このときの舌運動は，舌の「プルバック（pull back）」運動と呼ばれる（**図3-3**）．

3 Processing（咀嚼）

Stage I transport後，processingが始まる．捕食された食物は咀嚼により粉砕され，唾液と混ざることで湿潤され，嚥下しやすい食塊となる．

舌は下顎の咀嚼運動に連動しながら前後，左右，上下方向に3次元的に動く．また，舌は回転運動により，咀嚼した食物の一部または全体を反対側の歯列上へ運んだり，stage II transportのために舌背上に食物を載せるように動く．

4 Stage II transport（第2期輸送）

Stage II transportは，舌の「絞り込み（squeeze back）」運動によって行われる（**図3-3**）．咀嚼された食物が舌背部に載せられたあとに，舌は，前方部から後方へと徐々に口蓋との接触面積を拡げていき，食塊を中咽頭へと絞り込むように移送していく．Stage II transportは，嚥下直前だけに起こるわけではなく，咀嚼の途中でくり返し起こる．中咽頭へと送り込まれた食塊は，その後喉頭蓋谷部まで送り込まれ，嚥下までそこで集積される．Stage II transportや食塊の集積は個人差が大きく，まったくstage II transportが起こらない人もいれば，嚥下前に10秒以上も喉頭蓋谷で食塊集積がみられる人もいる．**図3-1**に示すように，processingとstage II transportは時間的にオーバーラップしている．

Stage II transportの原動力は，舌の能動的なsqueeze backによるもので，重力による受動的な送り込みの影響は少ない．しかし，液体を含む食物（二相性食物）を食べるときには，重力の影響で食物が嚥下前に下咽頭にまで達することがある（**図3-4**）．

stage I transport（第1期輸送）：舌のプルバック（pull back）運動

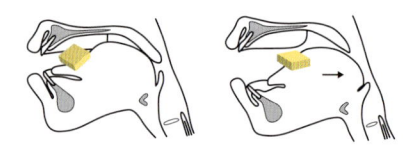

stage II transport（第2期輸送）：舌の絞り込み（squeeze back）運動

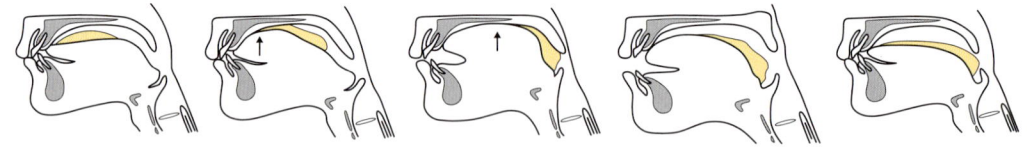

図3-3　プロセスモデルで定義される舌の動き

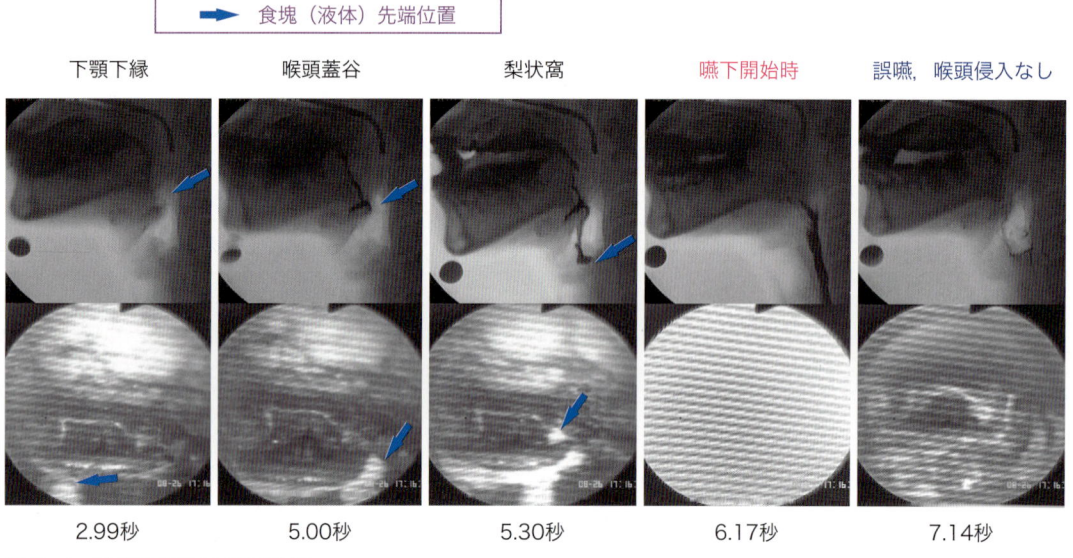

図3-4　二相性食物の嚥下動態

　咀嚼により，嚥下反射惹起のタイミングは変化するため，摂食嚥下障害患者の咀嚼嚥下
を評価する際には，その点について留意する必要がある．咽頭感覚の低下や運動の遅れが
ある場合には，下咽頭への早期の食塊進入は誤嚥のリスクを高める可能性がある．

4 2期モデル

　通常，嚥下の咽頭期は口腔送り込み期に続いて起こる．しかし，通常の食事中に，口腔からの送り込みなしで嚥下が起こることがある．この嚥下は孤発嚥下（IPS）と呼ばれ[19]，動物実験で咽頭に直接液体を滴下したときに起こる嚥下に類似している．反射的なこのIPSは，咽頭刺激や不随意下での刺激に反応して起こる気道防御的嚥下と考えられる．

5 呼吸と嚥下の協調

　呼吸と嚥下は，咽頭腔を共有しているため，両者の協調は気道防御にとって必須の機構である．嚥下と呼吸は，ともに脳幹部のcentral pattern generatorで運動を調節されており，嚥下中の気道防御機構は，鼻腔，下気道への通路の遮断という物理的な気道閉鎖だけでなく，中枢性に制御される．

　嚥下中に気道を防御するために，嚥下と呼吸との間には密接な協調関係がある．今までの多くの研究結果から，健常成人では，通常，嚥下は呼気中に起こることが示されている．呼吸は，脳幹での神経制御機構での抑制によって，嚥下の間は停止している．呼吸停止の時間は，健常成人ではおおむね0.5から1.5秒と報告されている．嚥下後の呼吸は，通常呼気で再開される．健常成人で，最も多い呼吸相と嚥下のパターンは，「呼気-嚥下-呼気（67〜79％）」であり，次に「吸気-嚥下-呼気（18〜21％）」が続く．「呼気-嚥下-吸気」と「吸気-嚥下-吸気」パターンは，健常成人ではほとんど観察されない．嚥下後の呼気での再開は，梨状窩周囲に残留した食物を吸い込まない（誤嚥しない）ための一種の気道防御機構であると考えられている．

　呼吸と嚥下の協調は，いくつかの因子によって変化する．その一つとして加齢によって両者の関係は変わる．高齢者では，嚥下時無呼吸が延長し，嚥下前後の呼吸が吸気になることが多くなる．これにより高齢者では誤嚥のリスクが高まると考えられている．また脳血管障害，Parkinson病，慢性閉塞性肺疾患（COPD）や他の神経疾患患者においても，吸気中の嚥下が起こりやすいと報告されており，気道防御機構に障害が生じることによって誤嚥のリスクが高まると考えられている．

Part II
臨床的アプローチ

4

リハビリテーション医学からみた摂食嚥下障害

Introduction

摂食嚥下障害は多くの疾患において高率に発症し，医学的に大きな問題となる．摂食嚥下障害患者は多職種の関わりを要する多くの問題を抱えることがあり，適切なチームアプローチが必要である．

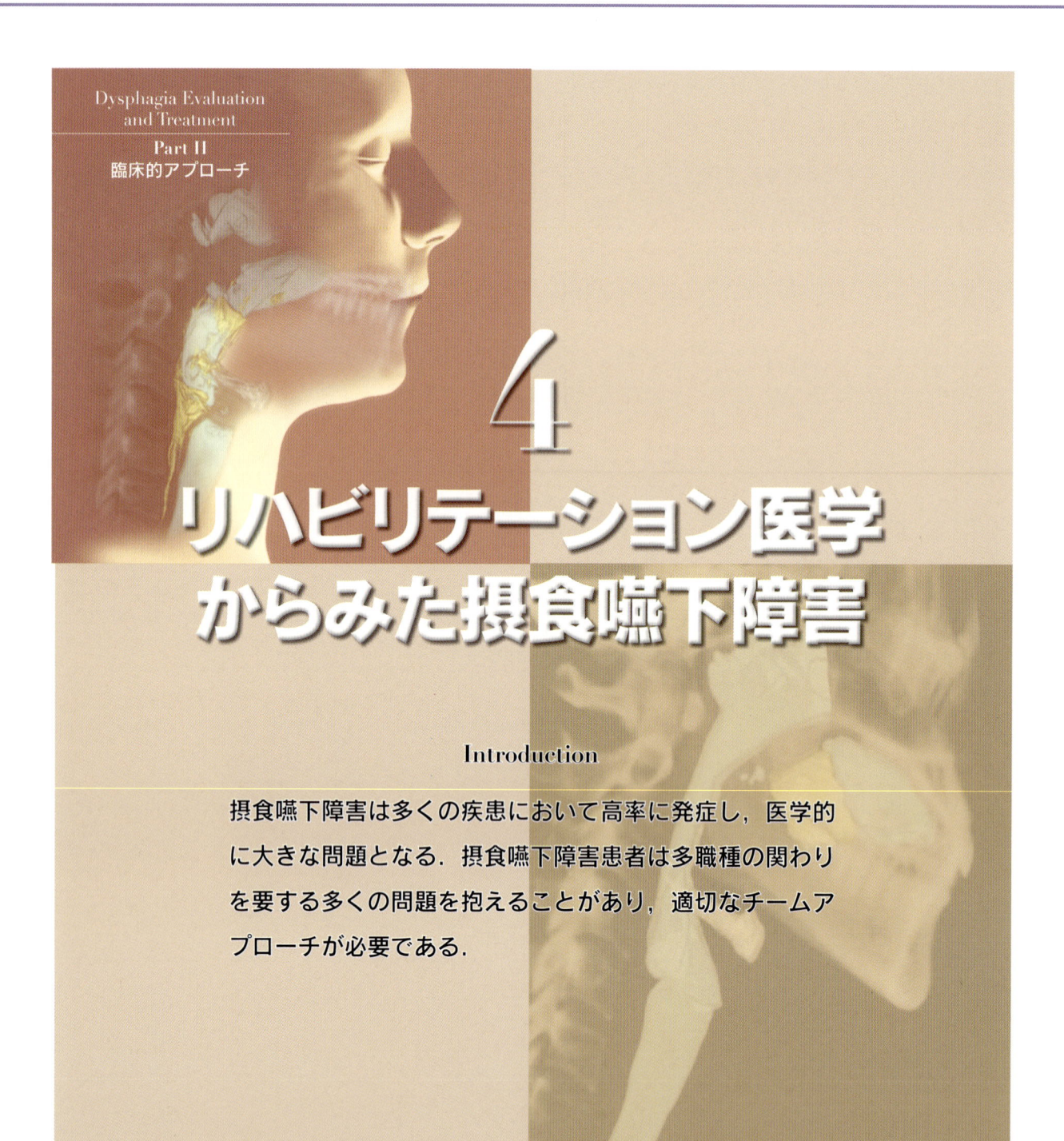

摂食嚥下障害に対するリハビリテーション

　摂食嚥下障害は，身体的，機能的低下をもたらし，高齢者では大きな問題となる[1-5]．さらに，その原因は多岐にわたるため，年齢にかかわらず問題となりうる．

　2章で述べたように，口腔，咽頭，喉頭には呼吸，発声，嚥下の三つの機能がある．この三つはトレードオフの関係にあり同時に行うことはできず，嚥下の際には呼吸を止める必要がある．年齢や疾患の影響でこの関係性がくずれると，窒息や誤嚥など摂食嚥下障害の危険性を伴う．

　摂食嚥下障害が生じると，食べるという人生の大きな楽しみや生きがいの喪失につながりQOLを低下させる．また低栄養，脱水，誤嚥性肺炎，窒息などの医学的問題を引き起こす[4-9]．さらにリハビリテーションに多くの時間を要し，ケアの必要性が増加し，長期間のケアのためにQOLが低下する[10-12]（**図4-1**）．摂食嚥下障害はこうした深刻な医学的問題を引き起こし，医療費を増加させるが，適切なリハビリテーションにより問題を予防ないしは最小限にすることが可能である．

　最適なリハビリテーションを遂行していくためには，摂食嚥下に関わる専門職が摂食嚥下障害を理解し，摂食嚥下障害患者に対して適切な評価と治療計画を立案する能力を身につけることが必須となる．患者に対する適切な治療の提供や，摂食嚥下障害に対する研究の推進は重要な課題である．

　摂食嚥下障害は，リハビリテーション医学においては新しい分野である．日本では1994年より医療保険の対象となった．1年後，日本摂食嚥下リハビリテーション学会（Japanese Society of Dysphagia Rehabilitation：JSDR）が設立され，1996年には会員数は1,600人程度だった

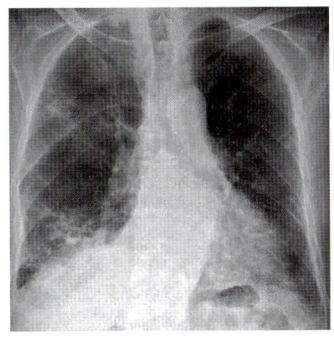 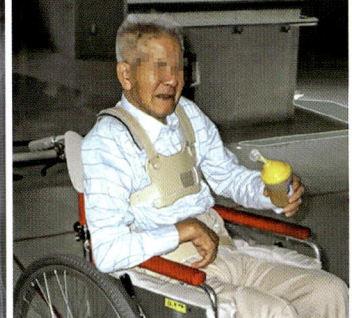 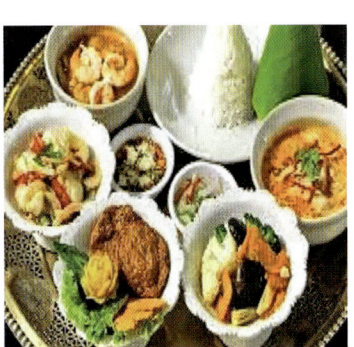

誤嚥性肺炎・窒息　　　　　　　　低栄養・脱水　　　　　　　　食べる楽しみの喪失

図4-1　摂食嚥下障害によって生じる問題

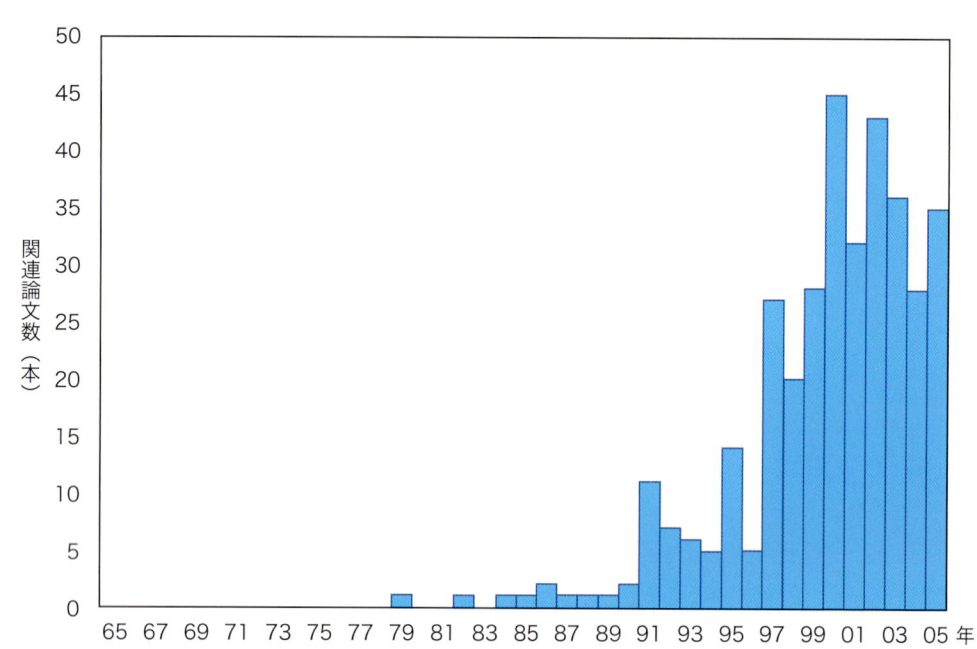

図4-2　日本における四つのリハビリテーション関連雑誌 (リハビリテーション医学，総合リハビリテーション，臨床リハビリテーション，日本摂食嚥下リハビリテーション学会雑誌) における摂食嚥下障害に関する論文数の推移

が，その後急増し2019年現在は約17,000人となっている．この学会のユニークな特徴は，摂食嚥下に伴う諸問題について活動の視点から研究，教育，普及，構造化を行っていることである．

　日本摂食嚥下リハビリテーション学会誌は1997年に創刊された．これが摂食嚥下リハビリテーション発展の契機となり，特に2000年から格段の進歩を遂げている．日本摂食嚥下リハビリテーション学会は診断，評価，transdisciplinaryチームアプローチ (p.25参照) に関する進歩と知識の普及のために毎年，学術集会を開催している．研究発表や症例報告をとおした知識の交換，臨床応用や，教育，多職種連携を促進しており，関連する国内外の学会とも密に連携している．

　図4-2は，摂食嚥下障害に関係する論文数を示している．1980年代半ばから嚥下造影検査 (VF) の臨床応用により摂食嚥下リハビリテーションは大きく発展した．日本においてVFの臨床的有用性を示した最初の論文はリクライニング姿勢に関するもので，1986年に報告された．

2 日本における摂食嚥下リハビリテーションチームの発展

　摂食嚥下障害に対するチームアプローチの概念は徐々に発展してきた．一般にチームアプ

ローチにはmultidisciplinary, interdisciplinary, transdisciplinaryの三つがある(**表4-1**). 摂食嚥下リハビリテーションにはtransdisciplinaryモデルが適しており, これは特に関与可能な医療者の少ない施設が多い日本において普及している[16,17]. このモデルでは専門分野間の敷居が低く, 各専門家が基本的な知識, 視点, スキルを共有することでより効率的に理解を深め, 効果的な評価を行うことができる. 日本摂食嚥下リハビリテーション学会は摂食嚥下リハビリテーションにおけるtransdisciplinaryチームアプローチの概念のもとに設立された.

藤田医科大学の摂食嚥下チームは, transdisciplinaryチームアプローチを具現化している. リハビリテーション科医師, 歯科医師, 摂食・嚥下障害看護認定看護師, 言語聴覚士, 耳鼻咽喉科医, 歯科衛生士, 管理栄養士, 病棟看護師がチームを作り, 共働している.

リハビリテーション科医は嚥下内視鏡検査(VE)とVF等を用いた評価から治療を立案し, 治療の進捗を管理する重要な役割を担っている. また, 日本では歯科医師もVEとVFを用いた評価と診断を行い, 摂食嚥下リハビリテーションに大きく寄与している. さらに, 歯科衛生士も歯科医師と協働し, 口腔内の問題に対処し, 摂食嚥下機能改善や誤嚥性肺炎のリスク軽減をはかっている. 耳鼻咽喉科医は臨床や研究, 重度な摂食嚥下障害に対する手術的治療を行っている. 言語聴覚士は評価と訓練を担い, 主として集中的な摂食嚥下リハビリテーションを行っている. 摂食・嚥下障害看護認定看護師は, 摂食嚥下障害のスクリーニング, 他の職種との調整, 摂食機能療法などを行っている.

チームメンバーは毎週のカンファレンスで所見や解釈, 今後の介入についてディスカッションを行う. 治療プランが作成され, その結果がカンファレンスで提示され, チーム間で共有される. それらに加えて, カンファレンスは摂食嚥下障害の研究から得られた知識を科学的な討論を通じて普及させていくための場としても機能している.

表4-1 摂食嚥下障害治療のためのチームアプローチ

multidisciplinary	各専門家がそれぞれの視点から独立的にアプローチを行い, 他の専門家の仕事についてはまったく, もしくはほとんど知らない.
interdisciplinary	共通のゴールのために各専門家がアプローチを行う. 情報やゴール設定はチームミーティングなどを通してチームメンバー内で共有される.
transdisciplinary	専門の枠を超えてフレキシブルに協力を行うアプローチである. 専門の境界はあいまいになり, チームメンバーは広範で深い分析を行うために役割を分担し合い, より効率的で集積したチームアプローチになる.

Dysphagia Evaluation
and Treatment
Part II
臨床的アプローチ

5

摂食嚥下障害の臨床的評価

Introduction

評価は摂食嚥下リハビリテーションにおいて不可欠である．詳細な評価により，摂食嚥下障害の有無だけでなく，その重症度，問題点と解決法がわかり，リハビリテーション計画が導き出される．本章では，スクリーニングテスト，臨床評価，機器を用いた評価，および先進的評価を取り扱う．

　摂食嚥下障害は脳血管障害の急性期に高率に起こる障害であり，発症3日以内では42〜67%に生じる[1]．大脳や脳幹の脳血管障害が摂食嚥下障害の主要な原因となる．片側性大脳半球障害で生じる摂食嚥下障害は，脳の可塑性と反対側の運動皮質の代償により回復することが多い．一方，球麻痺例や仮性球麻痺例は摂食嚥下障害が遷延することが多い．摂食嚥下障害は誤嚥や肺炎のリスクを高め，治療が長期になる場合や死に至る場合もある．摂食嚥下障害のある脳血管障害患者は，重症度や誤嚥の有無にかかわらず，摂食嚥下障害のない患者に比べ，肺炎の発生率は約3倍といわれている[2]．

　摂食嚥下障害の早期発見は肺炎，窒息などの合併症や脱水，低栄養のリスクを減らし，在院日数を短縮して，医療費削減に有効である[3〜6]．その点で，早期の信頼性の高いスクリーニングは，摂食嚥下障害管理の最初の有効なステップといえる．スクリーニング検査では，摂食嚥下障害の有無を判定し，精査の必要性を検知できる臨床的スクリーニングが不可欠となる．

　さらに適切な治療・介入につなげていくために，臨床的評価，また必要に応じて嚥下造影検査（videofluoroscopic examination of swallowing；以下，VF）や嚥下内視鏡検査（videoendoscopic examination of swallowing；以下，VE）などの機器を用いた評価を実施する．

　摂食嚥下障害を評価するうえでは，単に口腔，咽頭の機能を評価するだけではなく，栄養摂取の方法や医学的な安定性という観点を加えて，包括的に患者をみる必要がある．我々の施設では，摂食嚥下障害の重症度をDysphagia Severity Scale（DSS）[7]（**表5-1**），栄養摂食の状況をEating Status Scale（ESS）（**表5-2**）を用いて表し，脱水，低栄養，肺炎の有無を観察して医学的に安定か不安定かの判断を加える．

　DSSとESSは相互に関係し，食事形態，自立度，介入手段，リスク管理の要点などの治療計画の立案や，治療効果の確認などを行ううえで重要である．これらのスケールを定期的につけることにより，同一患者内，あるいは患者間での摂食嚥下機能レベルを比較することができ，治療効果の判定には有用である．機能を表すDSSのレベルは変化しなくても，栄養摂取の手段を表すESSは変化することがある．たとえば，液体を誤嚥するDSS3レベルであっても，とろみを付加した食形態を導入できれば，経管栄養主体であるESS2の状態から，嚥下調整食を用いて経口摂取のみで栄養摂取可能なESS4に変化する．

表5-1　7段階の順序尺度である臨床的重症度分類（Dysphagia Severity Scale；DSS）

スコア	定義	特徴
7	正常範囲	臨床上問題なし
6	軽度問題	主観的問題を含め，何らかの軽度の問題がある
5	口腔問題	誤嚥はないが，主として口腔期障害により摂食に問題がある
4	機会誤嚥	時々誤嚥する，もしくは咽頭残留が著明で臨床上誤嚥が疑われる
3	水分誤嚥	水分は誤嚥するが，工夫した食物は誤嚥しない
2	食物誤嚥	あらゆるものを誤嚥し，嚥下できないが，呼吸状態は安定
1	唾液誤嚥	唾液を含めてすべてを誤嚥し，呼吸状態が不良．あるいは，嚥下反射がまったく惹起されず，呼吸状態が不良

表5-2　5段階の順序尺度である摂食状態（Eating Status Scale；ESS）

スコア	特徴
5	経口・調整不要
4	経口・調整要
3	経口＞経管
2	経口＜経管
1	経管のみ

1 摂食嚥下障害のスクリーニング検査

　摂食嚥下障害が疑われたらスクリーニング検査を実施する．スクリーニング検査の目的は，簡便に摂食嚥下障害の有無を抽出することである．医学的に問題がなければスクリーニング検査はできるだけ早期に行い，経口摂取の可否を判断する．各種のスクリーニング検査は職種に関わらず摂食嚥下障害の徴候，診断，対応等に精通した臨床家によって行われる．臨床家は，スクリーニング検査の重要性を知るとともに，それが障害の詳細な診断ではないこと，また，一つのスクリーニング検査で完全に摂食嚥下障害の有無を診断することはできない[2,8]ことを理解する必要がある．

　初期のスクリーニング検査で陽性の場合には，より包括的な病態の理解，障害の程度，重症度を知り，治療計画を立てるための詳細な評価が必要となる．

　スクリーニング検査の要件は，簡便で短時間に実行可能かつ侵襲の少ない方法であるとともに，高い信頼性と妥当性を持つことである[9,10]．摂食嚥下障害の可能性がある患者を抽出するためには，感度が高く偽陰性率が低い必要がある．

　日本でも多くのスクリーニング検査が用いられており，藤田医科大学で用いられている

検査法は以下である.

1 反復唾液嚥下テスト（repetitive saliva swallowing test；RSST）

　反復唾液嚥下テスト（RSST）は，安全かつ簡便に機能的摂食嚥下障害をスクリーニングするために開発された．繰り返し嚥下を行う能力をみる検査であり，誤嚥のリスクと関連がある．患者は座位で30秒間のうちに空嚥下をできるだけ繰り返すように求められる．検者は示指と中指を患者の舌骨と喉頭隆起に当て，嚥下反射中に舌骨が検者の指を乗り越えた回数を1回と数える（**図5-1**）.

　30秒間に空嚥下が2回以下であれば機能的嚥下障害を疑い，精査が必要になる．VFと比較した誤嚥の感度は0.98，特異度は0.66である[11,12].しかし，指示に従えない認知障害や言語障害を持つ患者，また，咽喉頭の術後の患者などには実施できないこともあり適応に制限がある.

2 改訂水飲みテスト（modified water swallowing test；MWST）

　改訂水飲みテスト（MWST）は，飲水時の誤嚥を抽出するために用いられる．3mLの冷水を注射器で口腔底に注入し，嚥下させ，その後2回空嚥下を指示する（**図5-2**）.MWSTは5段階のスコアで評価し，患者が嚥下できないか，呼吸切迫やむせ，湿性嗄声が生じる場合には1点から3点のスコアになり，テストは終了となる．問題なく嚥下でき

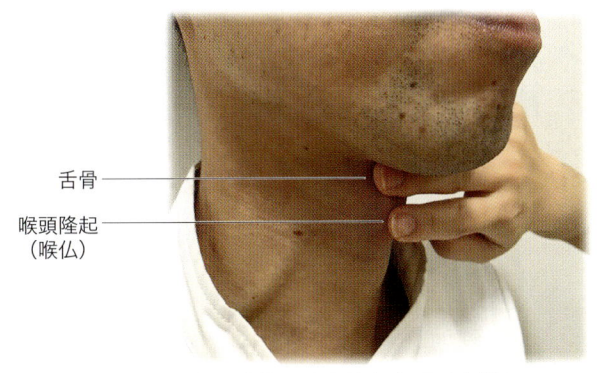

舌骨
喉頭隆起
（喉仏）

図5-1　検者は示指と中指で喉頭隆起と舌骨を触れる

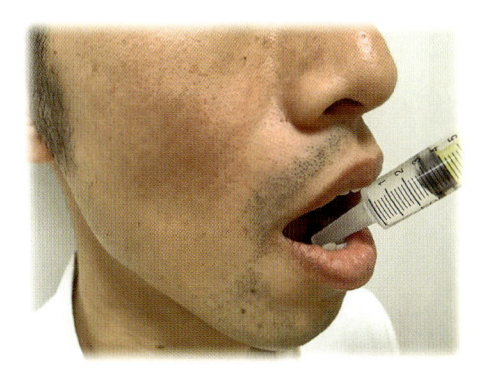

図5-2　検者は3mLの冷水を注射器で口腔底に注入する

表5-3	改訂水飲みテストのスコア
スコア	特徴
1	嚥下なし，むせる and/or 呼吸切迫
2	嚥下あり，呼吸切迫
3	嚥下あり，呼吸良好，むせるand/or 湿性嗄声
4	嚥下あり，呼吸良好，むせない
5	スコア4に加え追加嚥下が30秒以内に2回可能

表5-4	フードテストのスコア
スコア	特徴
1	嚥下なし，むせる and/or 呼吸切迫
2	嚥下あり，呼吸切迫
3	嚥下あり，呼吸良好，むせるand/or 湿性嗄声，口腔内残留中程度
4	嚥下あり，呼吸良好，むせない，口腔内残留ほぼなし
5	スコア4に加え追加嚥下が30秒以内に2回可能

た場合にはその後の2回の空嚥下ができたかどうかで4点か5点となる（**表5-3**）.

　4点以上の場合にはたまたまうまく飲めたことを除外するためにさらに2回スクリーニングを行い，最も悪い点数をつける．簡便かつ比較的安全なテストである．MWSTは3点以下を異常とし，VFと比較した誤嚥の感度は0.70，特異度は0.88である[13, 14]

❸フードテスト

　フードテストは，固形物に対する摂食嚥下障害のスクリーニング検査として考案された．手技はMWSTに類似している．4gのプリンやゼリーをスプーンで舌背に置き，食させる．評価基準は改訂水飲みテストに準じるが，口腔内残留も評価される（**図5-3**，**表5-4**）．3点以下を異常とし，VFと比較した誤嚥の感度は0.72，特異度は0.62である[14].

❹30mL水飲みテスト

　30mL水飲みテストは，誤嚥を検知するために窪田が開発した常温の水30mLを用いる検査である．患者は座位で普段と同じようにコップから水を飲む．5段階のプロフィールと後述するエピソード，嚥下に要する時間が評価される（**表5-5**）.

　エピソードはすするような飲み方，含むような飲み方，口唇からの水の流出，むせながらも無理に動作を続けようとする傾向，注意深い飲み方などである.

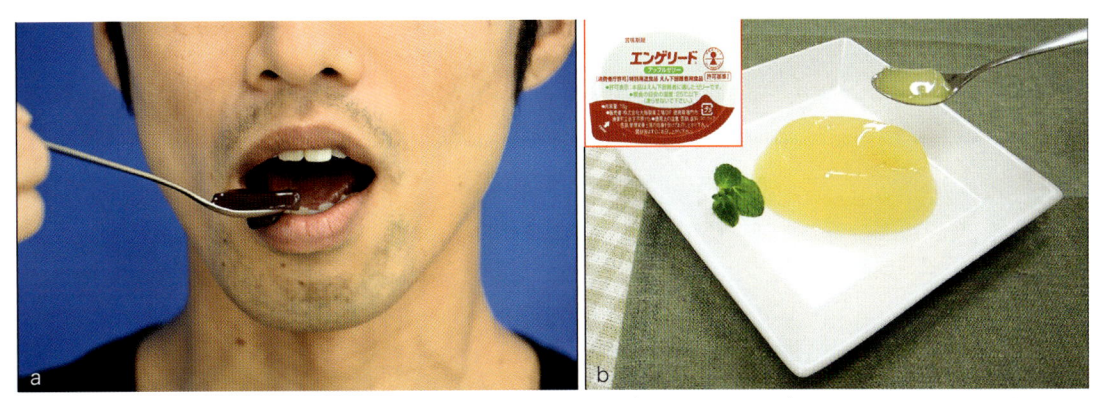

図5-3 （a）4gのゼリーをスプーンで舌背前部に置く．（b）プリンやゼリーがフードテストに用いられる

表5-5 30mL水飲みテストのプロフィール

	特徴
1	1回でむせることなく飲むことができる
2	2回以上に分けるが，むせなく飲むことができる
3	1回で飲むことができるが，むせることがある
4	2回以上に分けて飲むにもかかわらず，むせることがある
5	むせることがしばしばで，全量飲むことが困難である

　プロフィール1で5秒以内で飲むことができれば正常範囲，プロフィール1だが飲水に5秒以上かかる，プロフィール2は摂食嚥下障害の可能性がある，プロフィール3から5を異常ありとする．脳血管障害や高齢者など誤嚥のリスクが高い患者のために，30mLより安全な飲水量として3mLの改訂水飲みテストが考案された（図5-4）．

　こうしたスクリーニング検査ではあわせて喉頭の動き，タイミングと嚥下回数，声質の変化，咳の有無，嚥下反射の喪失や遅延などについても記録する．
　スクリーニング検査を安全に行うためにパルスオキシメーターを用い，吸引の準備も行う．スクリーニング検査では不顕性誤嚥を見逃す恐れがあることを念頭に置いて実施する．

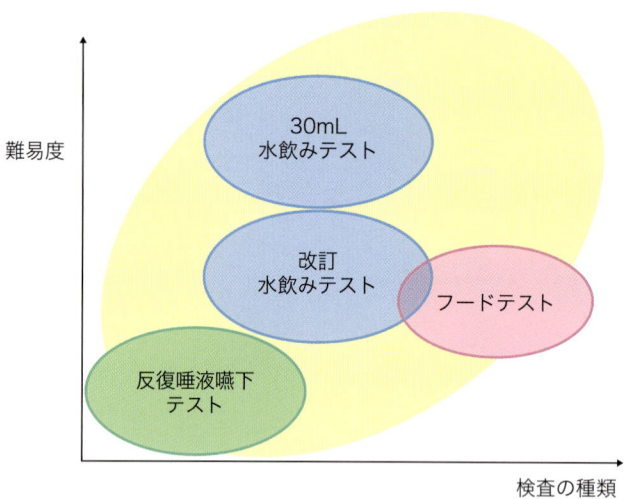

図5-4　検査の難易度
スクリーニング検査を組み合わせることで正確性は高くなる.

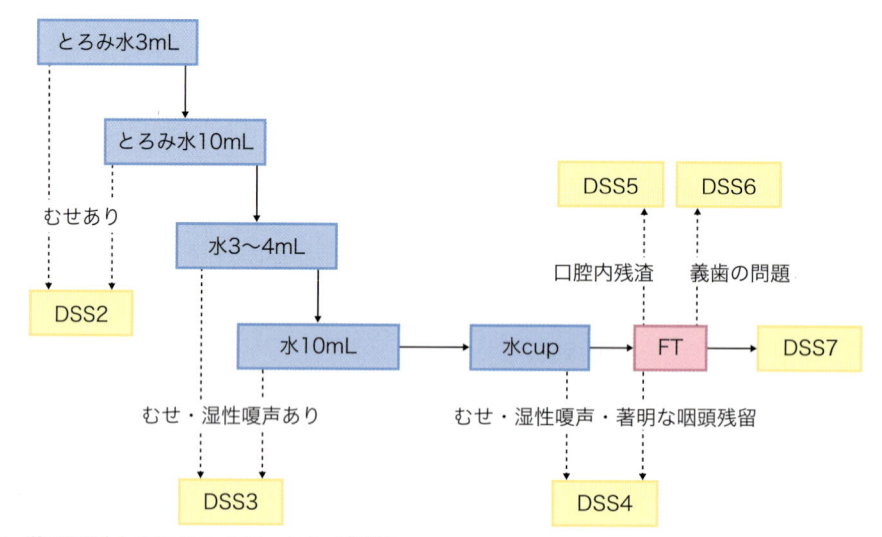

図5-5　藤田医科大学でのスクリーニング検査
スクリーニング検査によりDSSを判定するためのフローチャート

　藤田医科大学では，摂食嚥下認定看護師が摂食嚥下障害のリスクが高い患者や摂食嚥下障害を疑う患者に対してスクリーニング検査を行うことが多い. **図5-5**に摂食・嚥下障害看護認定看護師が藤田医科大学で行っているスクリーニング検査の手順を示す.

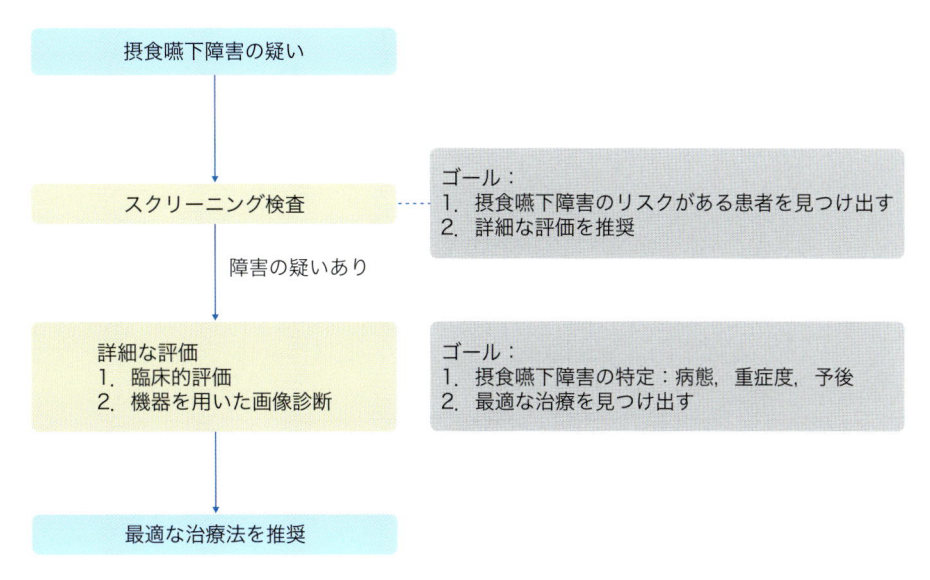

図5-6 摂食嚥下障害を疑う患者に対する評価

　藤田医科大学で用いられているスクリーニング検査以外にも，感度，特異度がよく，容易に施行可能なスクリーニング検査も多数ある（p.83 Appendix参照）．また，患者自身に摂食嚥下障害の状態を尋ねる質問紙検査，たとえばEAT-10，聖隷式質問紙，Swallow Disturbance Questionnaireなどの質問紙法も有効である．

　スクリーニング検査にて陽性と判定され摂食嚥下障害の可能性が高いと判断されたら，より詳細な評価が必要となる．

　詳細な評価には，臨床的評価と機器を用いた評価が含まれる．両者を組み合わせることでより包括的な理解が得られ，正確な診断と治療計画のための有用な情報を得ることが可能になる．**図5-6**に摂食嚥下障害を疑う，あるいは存在する患者に対する全体的なアプローチを示す．

2 臨床的摂食嚥下評価

　スクリーニング検査で陽性の場合は，臨床的評価を実施する．臨床的評価は，設備の有無に関わらずどの施設でも実施できる評価である．

　臨床的評価の目的は問題の把握，病態生理学的評価，摂食嚥下障害の原因を究明することである．そして，摂食嚥下障害の重症度を明らかにしてその後の対処法を考える．

　臨床的摂食嚥下評価には，病歴の聴取，身体所見の評価が含まれる．病歴，身体所見，服薬状況を把握することは，誤嚥の有無を予測したり，摂食嚥下障害の原因を知るために重要である．摂食嚥下は複雑なプロセスであり，そのプロセスのどこが破綻しても摂食嚥下障害は生じうる．患者の年齢や身体的特徴から推測できることも多い．**表5-6**には摂食嚥下障害の原因となる疾患を示した．

　図5-7の円グラフは，2018年に藤田医科大学でVFにより摂食嚥下障害ありと診断された255名の疾患別分類である．平均年齢は67±20歳（11か月〜97歳）であり，脳血管障害が最多であった．

表5-6　摂食嚥下障害の原因疾患

機能的嚥下障害	中枢疾患	脳疾患	脳血管障害，脳腫瘍，脳炎など
		神経変性疾患	Parkinson病・Parkinson症候群・筋萎縮性側索硬化症など
	末梢疾患	Guillain-Barré症候群など	
	筋疾患	重症筋無力症，筋ジストロフィーなど	
器質的嚥下障害	腫瘍，炎症，外傷，食道憩室，骨棘，狭窄，放射線治療後の後遺症など		
その他	薬剤性，認知症・精神疾患，高次脳機能障害，加齢に伴う変化など		

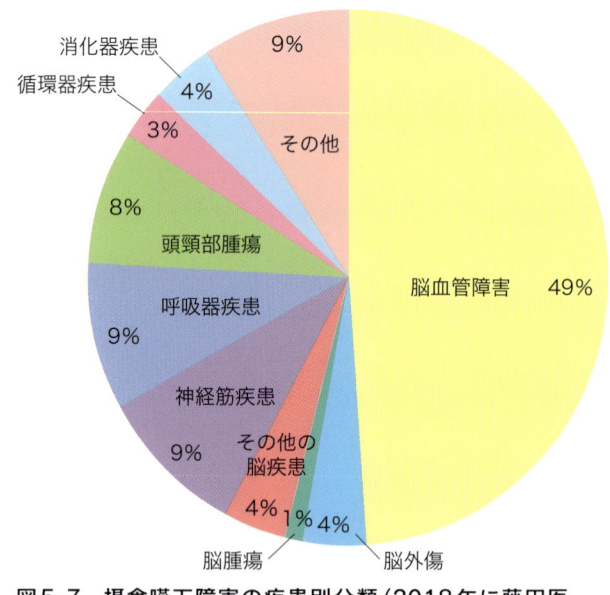

図5-7　摂食嚥下障害の疾患別分類（2018年に藤田医科大学でVFを施行した症例）

消化器疾患 9%
循環器疾患 4%
その他 3%
頭頸部腫瘍 8%
呼吸器疾患 9%
神経筋疾患 9%
その他の脳疾患 4%
脳腫瘍 1%
脳外傷 4%
脳血管障害 49%

1 病　歴

　徴候，病歴，服用状況，摂食嚥下障害に関わる病歴，社会文化的背景などの情報を取得していく．徴候や摂食嚥下障害に関わる病歴は直接本人から聴取するのが最もよいが，意識状態や言語などに問題がある場合は，家族，介護者，医療チーム，カルテから取得する．摂食嚥下障害を生じうる要因を知っていることは重要である．感染や脳血管障害など

表5-7　診断のために必要な病歴

徴　候	・複数回嚥下 ・努力性の嚥下 ・味の変化 ・鼻声，鼻咽腔逆流 ・流涎 ・咳やむせ（嚥下前，嚥下中，嚥下後） ・咽喉頭異常感（喉に詰まった感覚） ・嚥下時の痛み ・構音障害 ・湿性嗄声 ・嚥下後の声質の変化 ・飲食中の呼吸の変化 ・分泌物増加 ・口臭 ・体重減少，など
病　歴	・神経疾患（脳血管障害，Parkinson病，脳神経障害など） ・筋疾患（重症筋無力症，筋ジストロフィー） ・他の摂食嚥下障害を生じうる疾患（頭頸部癌，慢性閉塞性肺疾患，先天性心不全，消化管疾患など） ・歯科疾患と治療歴
服薬状況	・抗コリン薬，抗精神病薬，三環系抗うつ薬，抗てんかん薬，筋弛緩薬，鎮静薬など
摂食嚥下に関わる病歴	・発症，期間，経過（神経筋疾患では特に悪化がないかどうか） ・体重減少，食欲不振 ・最近あるいは繰り返す肺炎 ・食事状況：口腔，歯の状態，食事介助の必要性有無，固形物あるいは液体摂取困難，食事時間を促進または遅延させる要因，むせや咳の有無と頻度，流涎や唾液嚥下困難，摂取カロリー量 ・以前の摂食嚥下機能評価（介入や治療）
社会文化的背景	・文化背景，個人的なあるいは環境的な支援

は治療により改善が期待できるが，神経変性疾患や筋萎縮性側索硬化症のような進行性の疾患では，経過とともに摂食嚥下機能も悪化していく．このような疾患に特有な摂食嚥下障害の経過を知っておくことは，実現可能で適切な治療計画を立案するうえで重要である．

2 身体所見

　患者個人の器官の構造と機能の状態を評価することは重要である．**表5-8**に掲げる一般的評価と，脳神経のなかでも特に摂食嚥下と深く関わるV，Ⅶ，Ⅸ，Ⅹ，Ⅻの評価が必要になる．

（1）一般的評価

表5-8　一般的評価内容

1. 精神的状態	・覚醒状態，協力の有無，見当識，コミュニケーション能力
2. 栄養状態	・栄養の手段，脱水と低栄養のサインの有無，BMI (body mass index)
3. 呼吸状態	・呼吸数，動脈血酸素飽和度，呼吸パターン，呼吸器の有無，呼吸困難感 ・胸部聴診 ・咳の喀出力低下 ・気管切開の有無とカニューレのタイプ ・唾液誤嚥と分泌物の有無 ・吸引装置の必要性の有無
4. 口腔衛生状態と歯	・口腔衛生，口腔粘膜（乾湿），口腔残留，義歯，う蝕，粘膜炎，歯肉炎など

　表5-8に加えて，姿勢コントロール（座位保持），移動能力と実際の移動，介護の必要性の評価も必要である．

(2) 口腔，咽頭，喉頭の評価（表5-9）

表5-9　口腔，咽頭，喉頭の評価

1. 顎，頬，顔面の運動	
2. 口唇機能（安静時と運動時）	非対称性，可動域，筋力，持久性
3. 舌機能（安静時と運動時）	非対称性，可動域，筋力，持久性
4. 軟口蓋と咽頭	可動域，非対称性，咽頭後壁の感覚
5. 喉頭機能	声質（正常，気息性嗄声，湿性嗄声） 咳嗽力（強い，弱い，欠如） 咽頭クリアランス（良好，不良，不可） 持続発声時間（秒）
6. その他	構音障害，発語失行，喉頭挙上，反射（gag反射，bite反射）

　2011年の日本摂食嚥下リハビリテーション学会ガイドラインでは患者は少なくとも以下の八つの項目で臨床的に評価される必要があると示されている．

1. 認知
2. 食事
3. 頸部可動域（回旋・屈曲）
4. 義歯と口腔衛生
5. 口腔・口腔機能（義歯，口腔運動・感覚など）
6. 発声と構音
7. 呼吸機能
8. 脱水と低栄養

　摂食嚥下障害の臨床的診断は医師，歯科医師，言語聴覚士，看護師などによって行われている．しかし，臨床的診断には限界があり，喉頭侵入や誤嚥の正確な診断，代償法の効果，適切なリハビリテーション方法を決めるには不十分なことも多い．そのため，VFやVEなど機器を用いた評価が行われる．

3 機器を用いた摂食嚥下機能評価

　機器を用いた摂食嚥下機能評価は，患者の嚥下機能や病態の診断，評価，誤嚥リスクの同定や摂食嚥下リハビリテーションの方針決定に欠かせない．診断のための検査と治療のための検査という二つの目的があり，病態および障害要素の診断に必要な情報を提供するだけでなく，最適な摂食嚥下リハビリテーションを遂行するために必要な情報を提供する．

　機器を用いた摂食嚥下機能評価の利点は，体内の見えない運動を見えるようにするところにあり，誤嚥や残留などの重要な所見を正確に評価できることである．誤嚥や残留は，誤嚥性肺炎や窒息など命に関わる状態を引き起こす可能性があるために十分に注意が必要である．したがって，こうした重要な所見を正確に評価し，異常の要因を病態生理学的に診断することが不可欠である．そして，画像診断に基づいて安全な嚥下を促進するための適切で効果的な治療を立案することが求められる．

　画像診断を行ううえで押さえておくべきポイントは以下のとおりである．

- ・徴候や症状は検査結果と必ずしも一致しない．
- ・最も適切な診断を行う，あるいは摂食嚥下障害の背景を知るために，詳細な情報収集が必要である．
- ・嚥下の安全性や効率を評価する．
- ・治療指向的な検討が行われ，個々に応じて，姿勢調整や嚥下手技，食形態の調整などを含む最も適切なリハビリテーション戦略が構築される．
- ・治療による嚥下機能の改善を検討する．慢性の変性疾患では，徐々に機能低下が生じることを考慮する．

　代表的な嚥下機能評価に，嚥下造影検査（VF）と嚥下内視鏡検査（VE）がある．この二つの検査は優れた治療指向ツールであり，エビデンスの検証がされており，嚥下評価のゴールドスタンダードと考えられている．どちらの検査が必要とされるかは，患者ごとの特徴と，評価の目的によって決まる．

1 嚥下造影検査 (VF) による嚥下機能評価

VFは，さまざまな物性および量の検査食を用いて，諸器官の動態および口腔，中咽頭，下咽頭および食道における食塊移送をリアルタイムで視覚化する治療指向評価法である．

VFは運動学的評価に優れ，検査後にビデオに記録された画像をスローモーションでより詳細に分析することで治療計画の確立に寄与する．

この治療計画の確立には，二つのフィードバック，①結果の知識 (knowledge of results) と②パフォーマンスの知識 (knowledge of performance) を得ることが重要となる．VFにおけるknowledge of resultsは，誤嚥あるいは残留の有無である．Knowledge of performanceは，これらの誤嚥や残留をどのように軽減できるかという情報である．したがって，knowledge of resultsを得るためには，誤嚥や残留をギリギリ防ぐことができる最も難しい課題を探し出すこと，knowledge of performanceを得るためには，誤嚥や残留を最小限にする手法を探し出すことが不可欠である．評価に基づいて，適切な食形態の調整，姿勢調整，実施可能な嚥下手技を決定する．そのほかには行ってきた治療の有効性，妥当性および効果の検証を行う．

(1) VF中に評価する四つの重要なポイント

・食塊の動態 (咀嚼，食塊形成，食塊移送)
・食塊先端の位置
・誤嚥または喉頭侵入の同定 (嚥下前，嚥下中，嚥下後)
・口腔または咽頭残留の量と位置

これらの観察は背景にある諸器官の形態異常や運動低下を同定することにつながる．また嚥下の安全性と効率を保証するための最も有効な治療戦略，つまりVF中の食形態の選択や姿勢調整を決定するための助けとなる．その他の詳細な所見は，それぞれの患者の問題に応じて検討されるべきである．

検査食は，施設ごとに造影剤濃度，とろみ付加濃度，形態を定型化し，常に同じものを

準備し，定性的評価ができるようにするとよい．重度の摂食嚥下障害を疑うなら，少量の粘性の高い液体から開始する．機能障害が軽度と考えられる場合には粘性の低い液体から検査を開始するなど，検査の順番は個々の患者の重症度に応じて組み立てる．また，「食べること」と「飲み込むこと」では嚥下様式が異なる．4期モデルとプロセスモデルを念頭におき，液体と固形物それぞれを評価し，食塊の送り込みや嚥下反射惹起のタイミングが適切か，誤嚥や咽頭残留の程度に違いがあるかなどを判断する．プロセスモデルでは，咀嚼により粉砕され唾液と混ぜ合わされた食物は，咀嚼に伴う舌の運動により喉頭蓋谷領域に送り込まれ，食塊としてまとめられることが報告されている[17]．プロセスモデルにおける食塊の進行は，咀嚼時の舌の能動輸送が主要因とされている．図5-8にあるように，二相性食物（液体と固形物の混合物）の場合は，嚥下反射開始時の食塊先端位置は喉頭蓋谷を越えて下咽頭に達する率が高い．この現象は，わざと咀嚼して液体を飲むときにも生じる．これは，プロセスモデルで提唱された舌の能動輸送に加えて，食品の流動性が咀嚼嚥下時の食塊進行に大きく影響することを示す結果である．したがって，VFでは液体，固形物単体の評価に加えて，二相性食品の評価を行うことにより，誤嚥リスクをより十分に評価することができる．

　患者にとって最も適切な食物のタイプを明確にするために，表5-10に示す検査食の種類と誤嚥リスクを念頭に置きながら，多様な物性の評価を慎重に行う必要がある．患者の機能に基づいて，検査では準備した試料のうち安全なものを少量から開始し，段階的に難易度を高め，一口量を増大させ，今後の管理方法を明らかにしていく．

　食物の難易度および一口量を段階的にあげていき，なお誤嚥や喉頭侵入を認めなければ，さらに難易度の高い（誤嚥を起こしやすい）課題を評価する．誤嚥を生じさせる条件を明らかにできるまで，このような段階的な検査を続ける．食物や液体の種類だけでなく，一口量についても段階的に調整する．一口嚥下では，4mLまたは10mLのバリウム液を用い，シリンジにて口腔底に注ぎ評価する．また，連続嚥下の評価では，30gのバリウム液をコップまたはストローを使って飲んでもらい評価する．一口嚥下は原則命令嚥下で行い，検者の合図があるまで食塊を口腔内に保持するよう指示をする．

　適切な治療選択のために，食物物性の調整に加え，姿勢調整（頭部回旋，体幹回旋，リクライニング，頭頸部屈曲など）と嚥下手技（super-supraglottic swallow, Mendelsohn

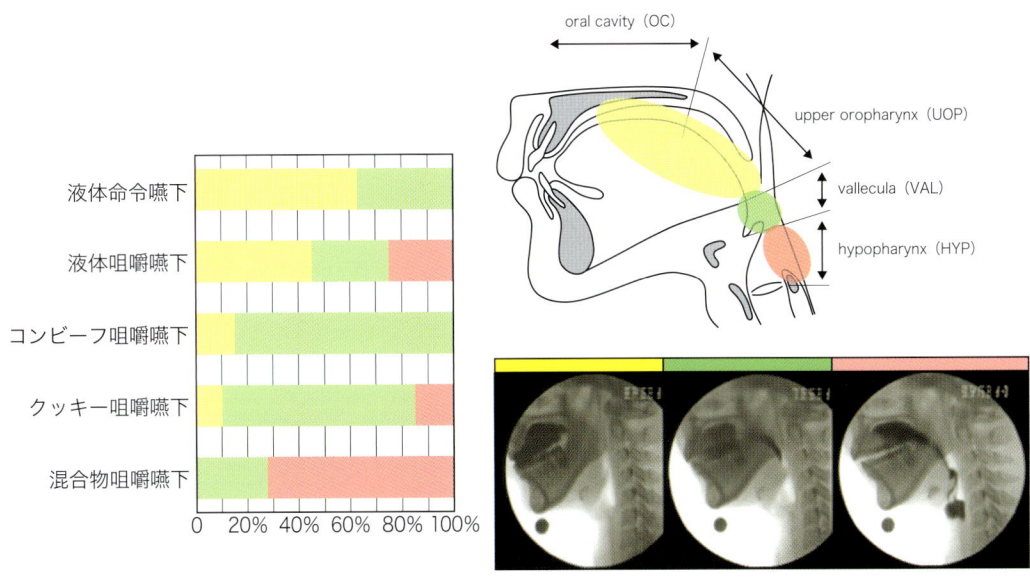

図5-8 食塊の特性に基づく嚥下反射開始時の食塊先端位置
混合物の咀嚼嚥下とは，二相性食物（液体バリウムとコンビーフ）を，自由に咀嚼して摂取する方法である．
10名の健常成人（男：6，女：4，平均29歳）が，液体バリウム10mL，コンビーフ8g，クッキー8g，
混合物（コンビーフ4gと液体バリウム5mL）を摂取した結果を示した．

表5-10 VFで用いる検査食の難易度の比較[18]

	PD	CB	LQ4	LQ10	CUP	MX
PD		○	○	○	○	○
CB	●		○	○	○	○
LQ4	●	●		○	○	○
LQ10	●	●	●		○	○
CUP	●	●	●	●		○
MX	●	●	●	●	●	

●より誤嚥を起こしやすい
○誤嚥を起こしにくい
PD：濃いとろみ，CB：コンビーフ，LQ4：液体4mL，LQ10：液体10mL，CUP：液体コップ飲み，MX：二相
性食物（コンビーフ4gと液体5mL）

手技，努力嚥下など）が，嚥下の安全性を高めるために有効であるかを検討する．これら
の手技は，口腔から咽頭にわたる嚥下運動をどうやって改善させるか，できるだけ早く患
者が経口摂取を獲得できるようにするにはどうすればよいかということを決めるのに役立
つ（**表5-11**）．

表5-11　VFで用いられる一般的な検査食，姿勢調整，嚥下手技

検査食の量と種類	量：2mL，4mL，10mL，コップ飲み（30g） 種類：液体，ネクター状，ハニー状 半固形，固形，2相性
姿勢調整	頭頸部屈曲（chin tuck） 頭部回旋 リクライニング 体幹回旋
嚥下手技	Effortful swallow Mendelsohn手技 Supraglottic swallow Super-supraglottic swallow など

表5-12　VF側面像，正面像で認められる重要所見

側面像	正面像
境界 ・上：鼻咽腔 ・下：頸部食道（食道入口部の下） ・前：口唇 ・後：頸椎	境界 ・上：鼻咽腔 ・下：頸部食道（食道入口部の下） ・左右：咽頭側壁
構造と運動の視点 ・口唇閉鎖 ・舌運動 　舌根部の後退 　絞り込み ・軟口蓋挙上 ・喉頭蓋の反転 ・咽頭収縮 ・食道入口部の開大	構造と運動の視点 ・舌運動 　舌の捻転 　咀嚼 　食物移送 ・咽頭収縮 ・食塊通過の対称性 ・食道入口部開大 ・食道の動き
食塊の流れと機能異常 ・流涎 ・食塊形成と移送の障害 ・早期咽頭流入 ・喉頭侵入と誤嚥（嚥下前・中・後） ・咽頭，喉頭挙上の障害 残留（口腔，咽頭，喉頭蓋谷，梨状窩） 　量 　場所 　患者の反応 ・鼻腔，咽頭腔への逆流	食塊の流れと機能異常 ・舌運動の障害 ・食塊形成と移送の障害 ・咽頭，喉頭挙上の障害 ・咽頭収縮の障害 ・食塊の片側通過（非対称性） ・残留の位置 ・不十分な食道蠕動 ・食道移送時間の延長 ・食道咽頭逆流と胃食道逆流

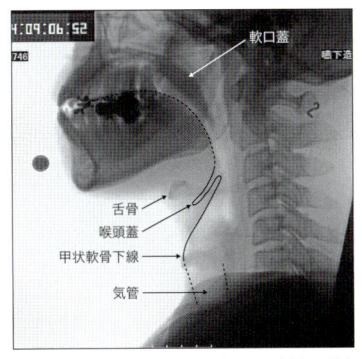

図5-9　口腔と咽頭の全体像(側面像)

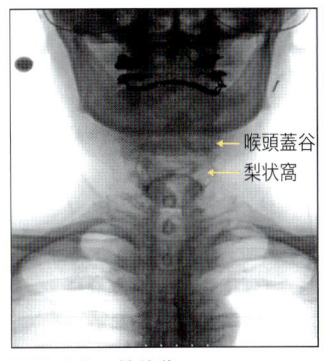 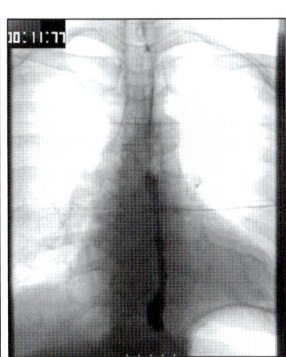

図5-10　前後像
(左) 口腔と咽頭の所見.
(右) 食道の所見.

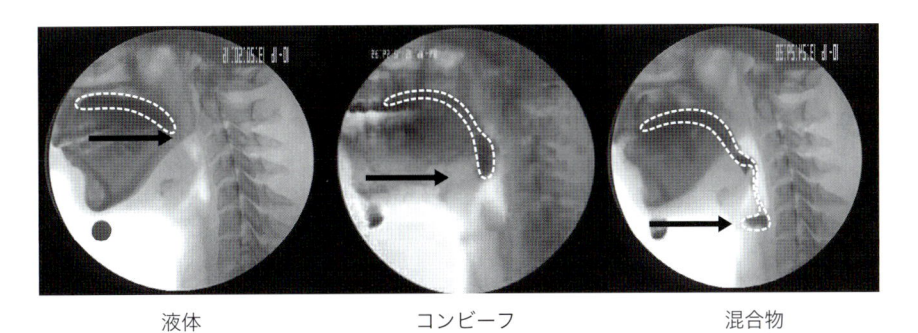

液体　　　　　　　　コンビーフ　　　　　　　混合物

図5-11　三つの食塊先端位置
健常者では,嚥下反射開始時の食塊先端位置(矢印)は食塊の種類に依存する.
(左)液体:食塊先端が下顎下縁のラインに到達した時に嚥下が生じた.
(中)コンビーフ:食塊先端が喉頭蓋谷に到達した時に嚥下が生じた.
(右)二相性食品:食塊先端が下咽頭に到達してから嚥下が生じた.

　VFで基本となる撮影方向は側面像である.側面像では,舌運動,軟口蓋挙上,舌骨喉頭挙上,喉頭閉鎖,咽頭収縮,食道入口部開大が観察できる.また前後像では,咽頭収縮,食塊通過の左右差(対称性),咽頭残留側や咽頭憩室のような解剖学的異常に関する重要な情報が得られる.さらに前後像では,食道移送時間の延長(正常値は30秒以内)や胃食道逆流のような食道期を評価することができるので,VFでは必ず前後像の評価を実施する(図5-9,10).

　VFにおける三つの代表的な評価点を以下に述べる.
①嚥下反射開始時の食塊先端位置(図5-11)

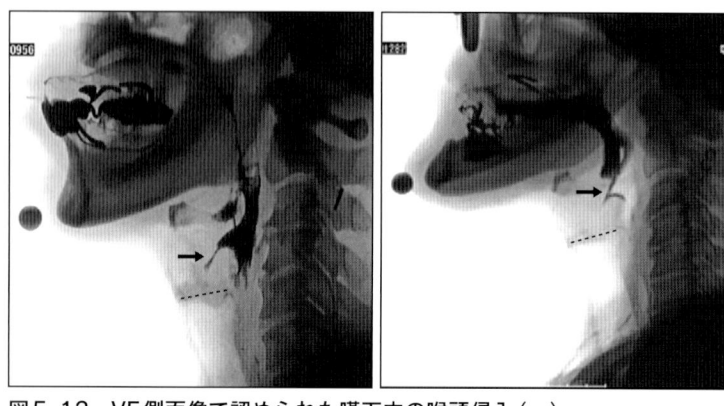

図5-12　VF側面像で認められた嚥下中の喉頭侵入（→）
破線：声帯レベルを示している.

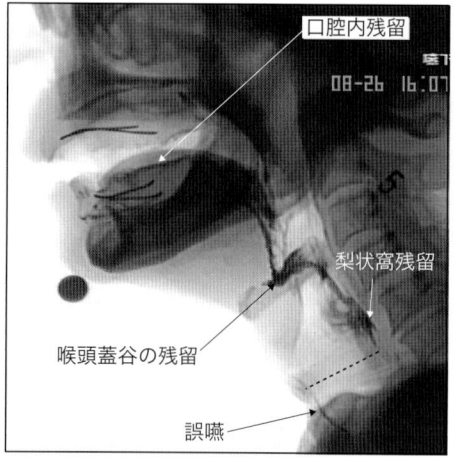

図5-13　VF側面像における嚥下中誤嚥
食塊は喉頭口に入り，気管前壁まで流れ込んでいる. 口腔，咽頭壁，喉頭蓋谷，梨状窩に明らかな食塊残留が認められる.

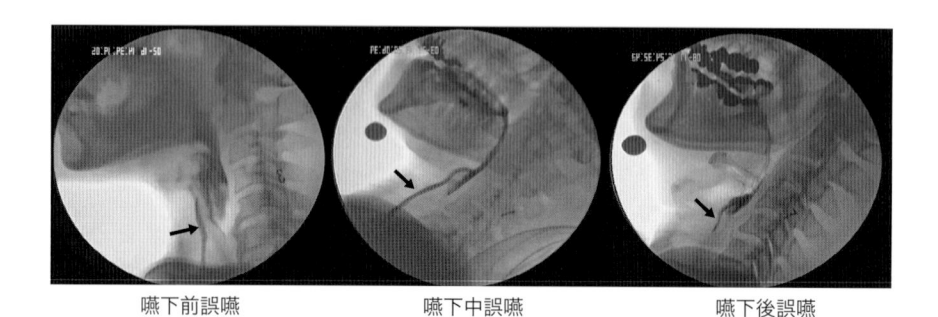

嚥下前誤嚥　　　　　嚥下中誤嚥　　　　　嚥下後誤嚥

図5-14　三つの誤嚥の種類（嚥下中，嚥下前，嚥下後）
患者の生理学的異常に関連する情報が得られる.

②誤嚥と喉頭侵入（図5-12〜14）

　表5-13に示したように，VFの最大の目的は誤嚥の原因の特定である.

③咽頭残留

　咽頭残留は，誤嚥のリスクを考えるうえで，残留量と位置の両方を考えるべきである. 残留位置から考えられる障害のメカニズムを図5-15, 表5-14に示した.

表5-13 誤嚥が生じるタイミングと考えられる要因

誤嚥のタイミング	考えられる原因
嚥下中誤嚥	・喉頭挙上の障害 ・喉頭閉鎖の障害
嚥下前誤嚥	・舌コントロール不良 ・嚥下反射の遅延または欠如
嚥下後誤嚥	・咽頭収縮の低下，喉頭挙上の低下，輪状咽頭筋不全などを要因とする喉頭蓋谷，梨状窩の残留 ・食道咽頭逆流

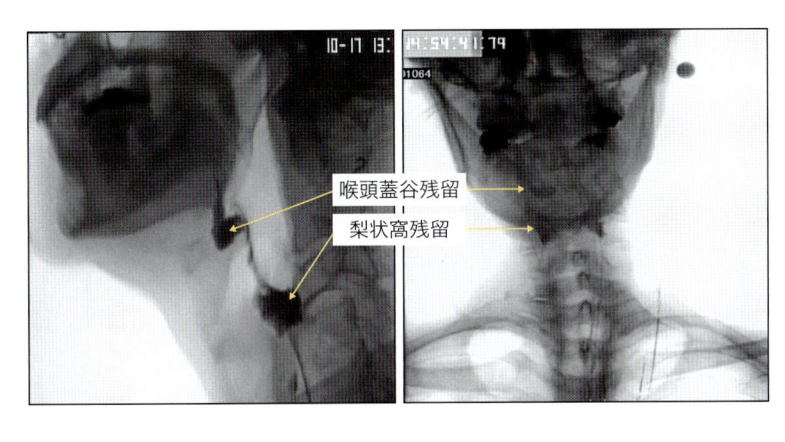

図5-15 VF側面像，前後像における食塊の喉頭蓋谷，梨状窩残留

表5-14 検査食の残留位置から考えられる障害の要素

残留の位置	障害された機能
口腔	食塊形成および移送の障害（舌運動低下による）
鼻咽腔	鼻咽腔閉鎖の障害
舌根部	舌の推進力低下
喉頭蓋谷	喉頭蓋の反転障害（舌骨挙上の低下による） 舌根部の後退不良
梨状窩	咽頭収縮の障害またはUES開大の障害
咽頭後壁	舌根部後退の低下，咽頭収縮の低下

VFで同定できるその他の異常として，**図5-16，17**に示すような所見にも注意が必要である．

　前述したとおり，VFは誤嚥を防ぎ，咽頭残留を減らすことのできるぎりぎりの難易度となる課題を決定し，摂食嚥下リハビリテーションを実施するための治療指向的検査である．VFを通して，食物物性や量，頭頸部と体幹などの姿勢などの複数の臨床的変数を変え，誤嚥や喉頭侵入を防ぐことができるかを検討する（**図5-18〜22**）．姿勢調整と食品の調整についてはPart Ⅲで述べる．

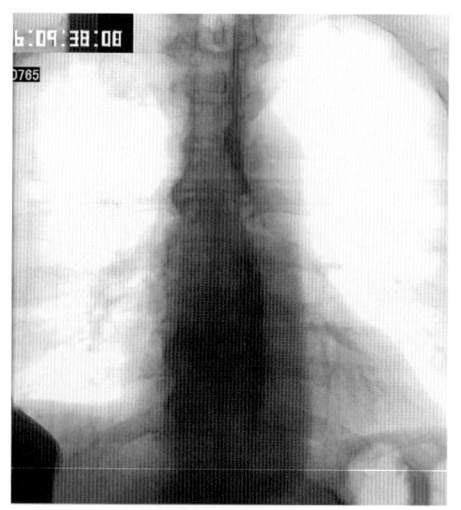

図5-16　食道蠕動不良に伴う，嚥下30秒後の食道内残留
食道内移送が低下している．

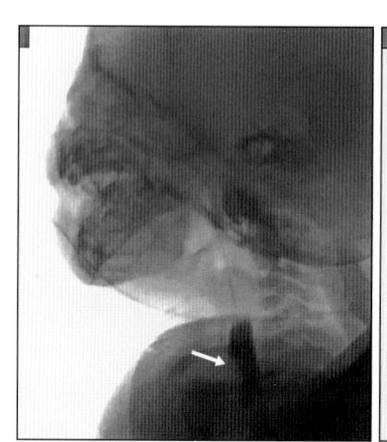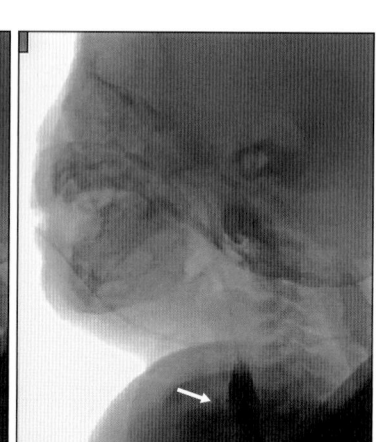

図5-17　乳児に認められた気管食道瘻
食塊が食道から気管に流入している．

液体　　　　ペースト　　　液体・リクライニング位

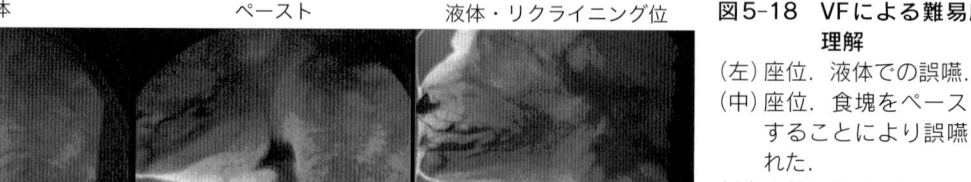

嚥下中誤嚥　　　誤嚥なし　　　誤嚥なし

図5-18　VFによる難易度調整の理解
（左）座位．液体での誤嚥．
（中）座位．食塊をペーストに変更することにより誤嚥が解消された．
（右）姿勢調整（リクライニング位）により，液体摂取時にも誤嚥を防止できている．このように，安全な練習計画は姿勢や食物の調整によって定めることができる．

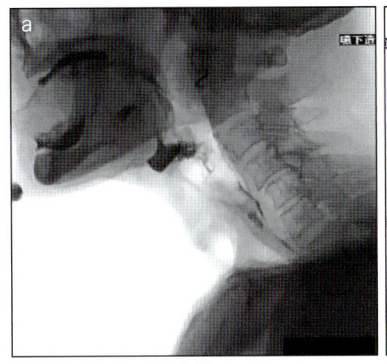

座位　　　　　　　　　60度リクライニング位

図5-19　全粥摂取時の姿勢調整（リクライニング位）の効果
（左）座位；口腔内と喉頭蓋谷に多量の残留を認めた.
（右）60度リクライニング位；口腔内と喉頭蓋谷の残留が減少し，嚥下に要する時間の短縮を認めた.

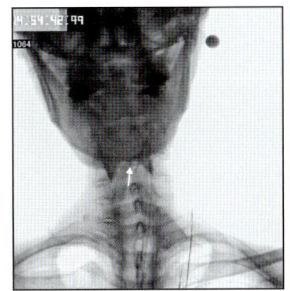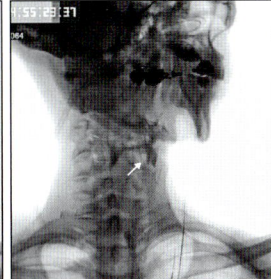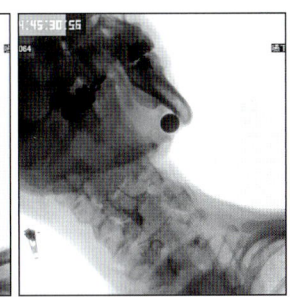

頭部正中　　　　　　　頭部左回旋　　　　　　　体幹右回旋

図5-20　誤嚥防止のための体幹回旋と反対側への頭部回旋の効果，2mLのネクター状の液体摂取時（→：誤嚥）
（左）頭部正中位；両側の梨状窩に嚥下後の残留を多量に認める. 両側の梨状窩残留から嚥下後の誤嚥を生じている.
（中央）頭部左回旋；右咽頭収縮が良好であり，頭部左回旋は梨状窩残留の減少に貢献したが，嚥下後の誤嚥を依然として認める.
（右）体幹右回旋＋頭部左回旋；右梨状窩残留を認めるが，誤嚥には至っていない.

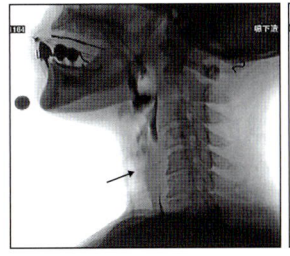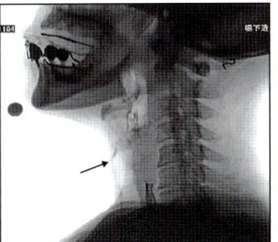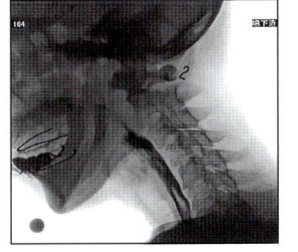

頭部伸展　　　　　　　　　　　　　　　　　頭頸部屈曲
：嚥下中誤嚥（　→　）　　　　　　　　　　　：誤嚥なし

図5-21　誤嚥を防ぐための頭頸部屈曲のVF画像. 液体4mLの嚥下

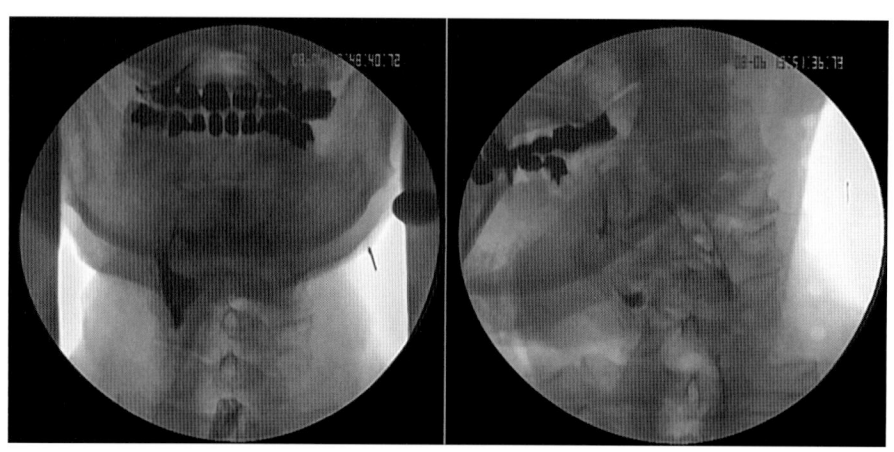

図5-22　Wallenberg症候群を呈した患者のVF
（左）右梨状窩に著しい食塊残留を認める.
（右）食塊が左咽頭を通過するように，頭部右回旋を行うと，右梨状窩の食塊残留が減少
　　し，誤嚥の危険が減少した.

　食品の物性や量，姿勢の調整は，安全で最も効果的な手法を決めるために重要であり，VFのなかで評価されなければならない．特に不顕性誤嚥の危険が高い患者では，誤嚥を防ぐための有効な手段をVFで確認することが，誤嚥性肺炎を防ぎ治療を成功に導くためのコツである.

(2) 分析，解釈，報告

　日本摂食嚥下リハビリテーション学会の医療検討委員会では，VFの標準的検査法を発表している．このマニュアルには，VF評価用紙と採点に関する詳細な説明が書かれている．藤田医科大学ではVF結果を，この標準的VF手順の最新マニュアルに基づいて作成されたFHUR-VF評価用紙に記載する[19]．18の項目が評価され，6項目が口腔領域，10項目が咽頭領域，2項目が食道領域である（**図5-23**）．さらに，8段階のPenetration-Aspiration Scaleを用いて誤嚥を評価する．このスケールはVF中の喉頭侵入と誤嚥の定量的な指標として信頼性が高く，VF中の喉頭侵入と誤嚥の重症度を表す標準的な方法としてよく知られている[20]．尺度は八つの異なるレベルに分けられ，3以上は異常とみなされる（**表5-15**）.

　VF結果のまとめは，VF中に行った各試行の記録と採点に基づき行われる．DSSと

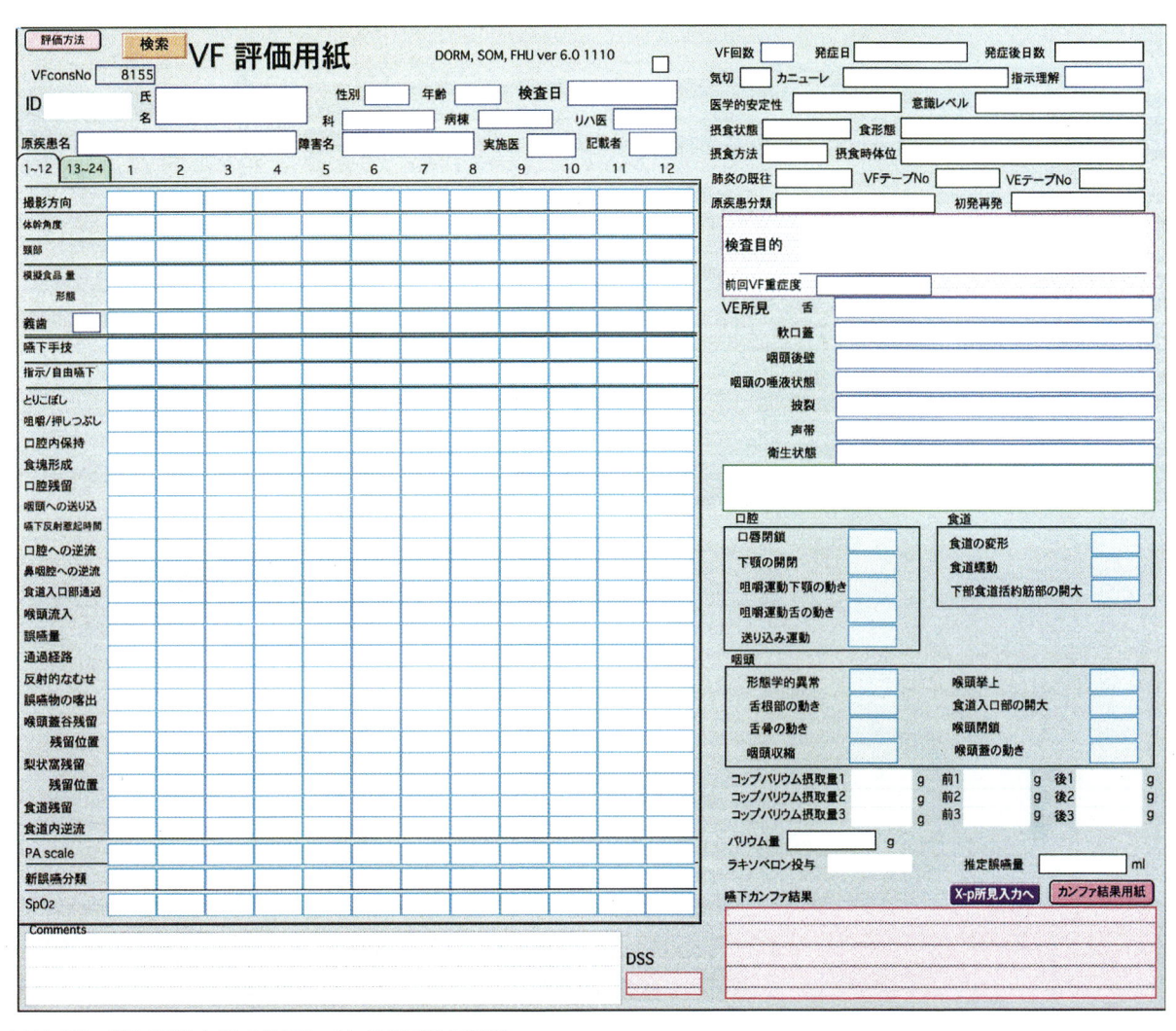

図5-23　藤田医科大学で使用しているVF評価用紙

表5-15　Penetration-Aspiration Scale

1	喉頭に侵入しない
2	喉頭侵入があるが，声門に達せずに排出される
3	喉頭侵入があるが，声門に達せず，排出もされない
4	声門に達する喉頭侵入があるが，喉頭から完全に排出される
5	声門に達する喉頭侵入があるが，喉頭から排出されない（声門上からは喀出されるが，喉頭内に残る場合も含む）
6	声門下まで食塊が入り（誤嚥），声門下から喉頭に排出される（あるいは完全に喉頭からも排出される）
7	声門下まで食塊が入り（誤嚥），咳嗽しても声門下から排出されない
8	声門下まで食塊が入り（誤嚥），排出しようとする動作がみられない（不顕性誤嚥）

(Rosenbek, et al, 1996)

ESSは患者の嚥下機能と摂食状況を示し，推奨される訓練内容（**表5-16**），推奨食事形態とともに決定される（**図5-24**）．

　検査に臨んだ医療従事者は，VF評価結果に基づいて，集められたすべての情報を分析する．

　VFレポートは以下のデータを含んだ情報を提供する．

1. 検査中に試されたすべての条件下での嚥下の結果
　・側面像，正面像
　・一口量，粘度，物性
　・姿勢調整，嚥下手技
　・患者の行動とコンプライアンス
2. 摂食嚥下障害の性質：摂食嚥下障害の最も一般的な病態生理学的メカニズム
3. 誤嚥の原因とタイミング（嚥下前，中，後）
4. 最も適切な治療プランの決定
　・安全な嚥下調整食と液体の物性
　・必要な治療的介入とリハビリテーション

表5-16 摂食嚥下障害の臨床的重症度分類

	分類	定義	解説	対応法	直接訓練
誤嚥なし	7：正常範囲	臨床上問題なし	治療の必要なし	必要なし	必要なし
	6：軽度問題	主観的問題も含め，何らかの軽度の問題がある	主訴を含め，臨床的に何らかの原因により摂食・嚥下が困難である	必要に応じて簡単な訓練，食物形態の工夫，義歯調整，などを必要とする	症例によっては施行
	5：口腔問題	誤嚥はないが，主として口腔期障害により摂食に問題	先行期，準備期も含め，口腔期中心に問題があり，脱水や低栄養の危険を有し，対応が必要である	口腔問題の評価に基づき，訓練，食物形態・食事法の工夫，食事中の監視が必要である	一般医療機関や在宅で施行可能
誤嚥あり	4：機会誤嚥	時々誤嚥する，もしくは咽頭残留が著名で臨床上誤嚥が疑われる	通常のVFにおいて咽頭残留著明，もしくは時に誤嚥を認める．また，食事場面で誤嚥が疑われる	上記の対応法に加え，咽頭問題の評価，咀嚼の影響の検討が必要である	一般医療機関や在宅で施行可能
	3：水分誤嚥	水分は誤嚥するが，工夫した食物は誤嚥しない	水分で誤嚥を認め，誤嚥・咽頭残留防止手段の効果は不十分だが，調整食など食物形態効果を十分認める	上記の対応法に加え，水分摂取の際に間歇的経管栄養法を適用する場合がある	一般医療機関で施行可能
	2：食物誤嚥	あらゆるものを誤嚥し，嚥下できないが，呼吸状態は安定	水分，半固形，固形食で誤嚥を認め，食物形態効果が不十分である	経口摂取は不可能で，経管栄養が基本となる	専門医療機関で施行可能
	1：唾液誤嚥	唾液を含めてすべてを誤嚥し，呼吸状態が不良．あるいは，嚥下反射が全く惹起されず，呼吸状態が不良	常に唾液も誤嚥していると考えられる状態で，医学的な安定が保てない	医学的安定を目指した対応法が基本となり，持続的な経管栄養法を要する	困難

（才藤栄一他，1999）

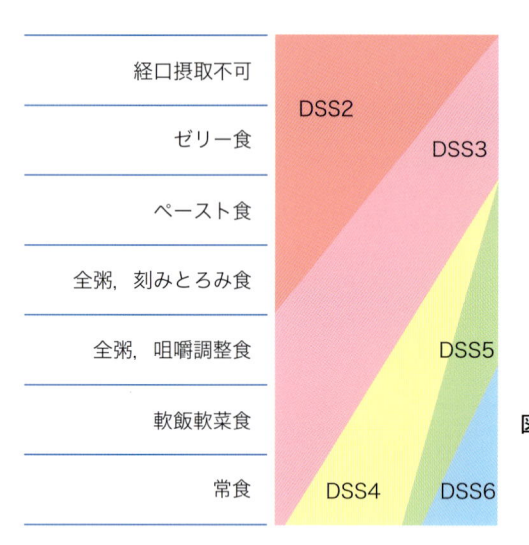

経口摂取不可	DSS2
ゼリー食	DSS3
ペースト食	
全粥, 刻みとろみ食	
全粥, 咀嚼調整食	DSS5
軟飯軟菜食	
常食	DSS4　DSS6

図5-24 摂食嚥下障害の臨床的重症度(DSS)は推奨食事形態の決定に用いられる(DSS2では, 直接練習は専門的施設でのみ行うことができる)

(3) 装　置

　藤田医科大学では, デジタルX線テレビシステム(ZEXIRA DREX-ZX80; 東芝メディカルシステムズ社, 大田原)とデジタルビデオレコーダー(WVD9000; SONY, 東京, 日本)を使用している. 典型的な透視装置は, X線画像検出器, X線発生装置(X線管), およびモニターからなり, 検査室に配置される. X線画像は, 評価および分析のためにビデオ画像に変換され記録される. 正確な解釈と分析のために, 1秒あたりに生成される最高数の画像を記録する能力が求められる. 記録される画像の最適なフレームレートは, 30フレーム/秒以上である. このフレームレートは, 臨床家が重大な所見を見落とすことを防ぐために推奨される値である. 検査時には, 患者の能力に応じてリクライニング角度を調整することができるVF用検査椅子, VF Style(東名ブレース, 瀬戸)を使用している.

(4) VFに用いる経口造影剤

　VFで用いる検査食は, 透視下でみるためにすべての食品と飲料に造影剤が含まれなければならない. VFに用いる造影剤の調製については標準的な技術は確立されておらず, 日本ではVF用造影剤として定められたものは市販されていないため, 消化管造影剤を使用することが多い. VFで最も推奨されるバリウム濃度は, 40%重量/体積(W/V)である. 40% W/Vは, 十分な視認性を提供し, 不顕性誤嚥などの重大な事象を見落とすことを防

止する．バリウム濃度を変更すると，評価結果に影響を与える可能性がある．そのため造影剤の濃度は，VFを実施し解釈する際に，考慮すべき事項である．

　藤田医科大学では，VFのための経口造影剤は消化管X線造影剤の硫酸バリウム製剤，バリトゲン-デラックス（伏見製薬株式会社，香川）を用いている．40％ W/Vの硫酸バリウム水溶液を調整し，とろみ調整食品を加えてネクター状，ハニー状の2種類の粘性の異なる液体と，とろみなしの液体を検査に使用する．バリウムゼリーは，加熱せずにゼリーを調整できるとろみ調整食品，TES CUP（ニュートリー，三重）を用いて調整する．また，咀嚼を評価する食品として，バリウム混合コンビーフ（100 g/缶のコンビーフに10 mLのバリウム溶液とバリウムパウダー15 gを混ぜ，軽くすり鉢で摺る），そのほか，全粥（バリウム溶液を混ぜて使用），ショートブレッドクッキー（とろみ付きバリウム溶液をコーティングして使用）を準備する（図5-25，表5-17，18）．

　イオパミロン300（バイエルジャパン）のようなヨード系の非イオン性低浸透圧造影剤は，乳児および幼児のVFの際に使用する．この造影剤は透明で無色の水溶液で，1/2の濃度で画像を提供するのに十分な効果を持つ．一般的に血管造影のために使用されるが，他の目的（たとえば，髄腔内，腹腔内，および膀胱尿道造影）にも使用することができる．この造影剤の利点は，組織への漏出が生じたときに，組織への吸収がより容易であり，刺

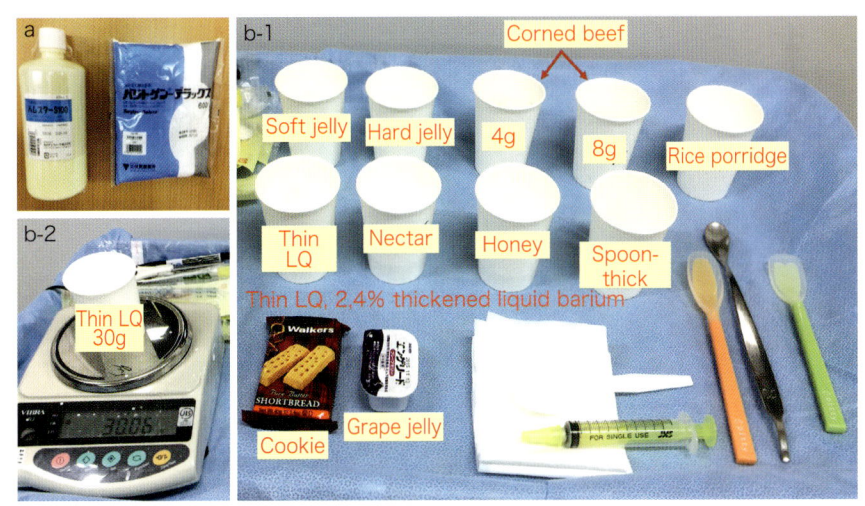

図5-25　藤田医科大学病院で用いているバリウム製剤（懸濁液，粉末）(a) と 準備されたVF検査食（b-1, 2)

表5-17　藤田医科大学病院で使用しているVF検査薬とその物性

カテゴリー	食形態	バリウム濃度	物性
液体	液体	40% w/v	16 mPa・s
	1%：薄いとろみ ネクター状*		140 mPa・s
	2%：濃いとろみ ハニー状*		467 mPa・s$^{[50sec^{-1},\ 20℃]}$
ゼリー	ソフトゼリー (TEScup 1)	40% w/v	変形性：1,698 N/m^3 凝集性：0.5 付着性：40.0 J/m^2
半固形	粥	バリウム溶液を混合	変形性：5,120 N/m^3 凝集性：0.7 付着性：1,542.0 J/m^2
	コンビーフ	バリウムパウダーと溶液 を混合	変形性：24,000 N/m^3 凝集性：0.5 付着性：3,570 J/m^2
固形	クッキー	とろみ付きバリウム溶液 をコーティング	

*とろみ調整食品：トロメリン

表5-18　VFの一般的な施行順（藤田医科大学病院）

1. 濃いとろみ水4mL
2. 液体4mL
3. 液体10mL
4. コンビーフ8g
5. 2相性食物（コンビーフ4gと液体5mL）
6. 液体コップ飲み（液体バリウム30g）
7. その他（患者の状況に応じて必要なものを選択）

激が少ないことである．さらに，VF中に造影剤を誤嚥した場合にも，低浸透圧であるのでバリウムやガストログラフィンに比べ肺水腫を起こす可能性が低い．しかし，保険適応外であること，コストが高いことから，藤田医科大学では，乳児および幼児において誤嚥の可能性が予測される場合に利用する．小児領域の研究の多くにおいて，乳児や全身状態の低下している患者への消化管造影検査でもこの造影剤を使用することが報告されている．

(5) VFの実施

専用の検査椅子を使用したVFの設定と側面像の投影に必要な機器の位置関係を，**図5-26**に示す．検査の姿勢は，患者のこれまでの経過や状態に基づいて調整される．最初に，嚥下運動の全体的な概要を把握するために側面像から観察する．VF中，酸素飽和度および心拍数をすべての患者でモニターする．また吸引装置を準備しておく．

1999年に，藤田医科大学嚥下チームはVF専用の椅子を開発した（「VF style」，東名ブレース）．最新の改良型（3号機）は2014年に発売された．このモデルは，利便性により重点を置いた多機能を有する電動の椅子であり，以下の機能を備えている（**図5-27**）．

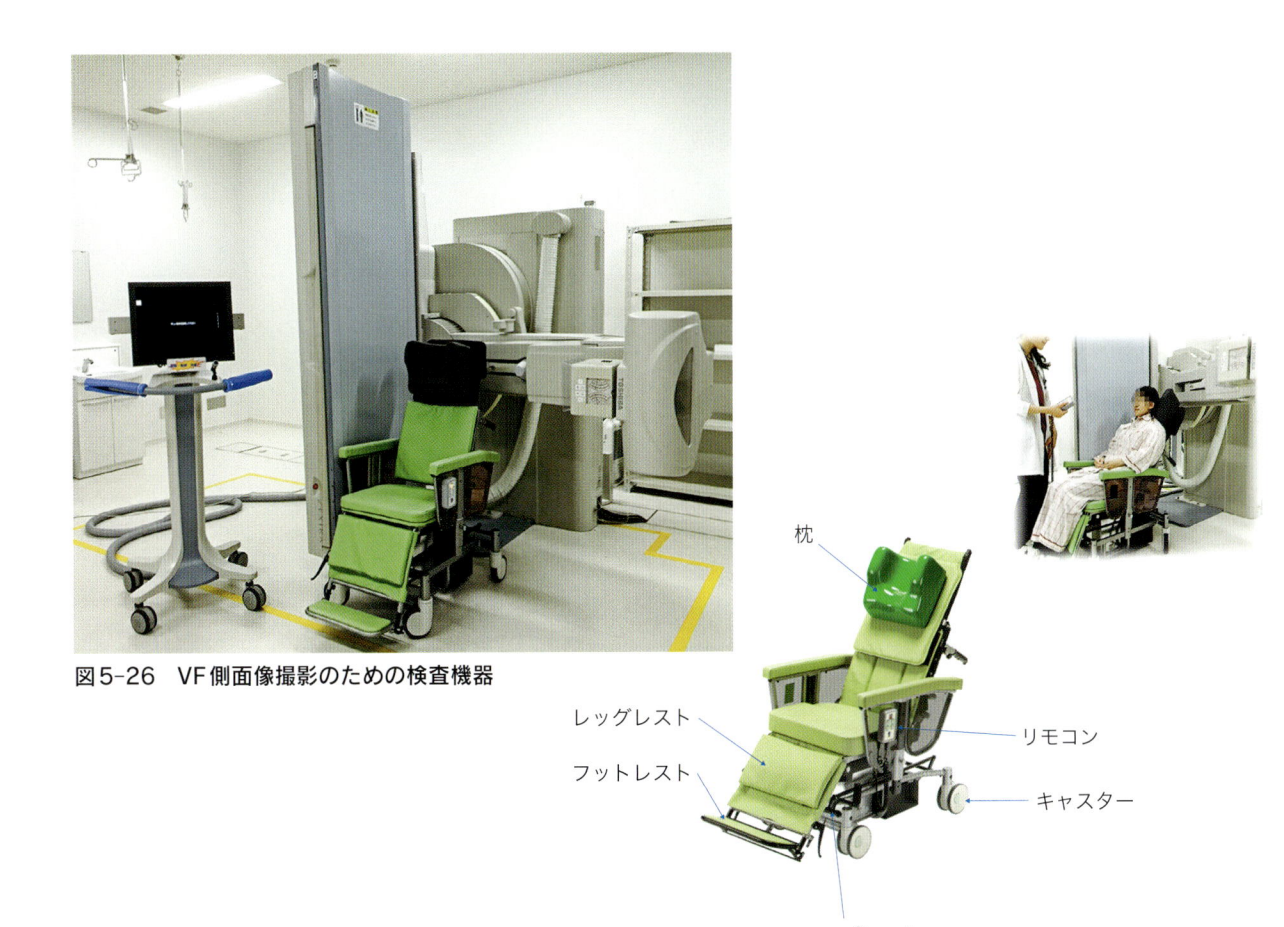

図5-26　VF側面像撮影のための検査機器

枕
レッグレスト
フットレスト
リモコン
キャスター
ブレーキ

図5-27　VF撮影のための多機能型電動椅子

①椅子はコンパクトで滑らかに動く．小型で透視室の限られたスペースで使用することができる．また，どの方向にでも回転するキャスターを備え，VF中に側面から正面像への移動が容易にできる．

②VF中の姿勢調整が簡単にできる．リクライニング角度と座高の両方を電気式リモコンで短時間で調整することができる．

③椅子は安定していて快適である．ヘッドレスト，レッグレスト，フットレスト，ブレーキロックシステムを備えている．

(6) 放射線安全性

VFの実効線量は，安全の許容範囲であると多くの研究により報告されている[21-23]．当院でも，VF側面像と正面像の観察に必要な標準時間である5分間のX線曝露後の線量を計測している[24]．皮膚を介して吸収される最大被曝線量は，初期有害皮膚効果（一過性紅斑）の閾値である2,000ミリグレイ（mGy）よりも小さい25.30mGy（1.05ミリシーベルト，mSv）であった．これは，VFに関連する有害な放射線のレベルが許容可能であることを意味しており，VFが最小限の線量で，安全な範囲内で実行できることを示している．

2 嚥下内視鏡検査（VE）による評価

VFと同様，VEもまた嚥下機能評価に優れた手段である．嚥下機能の治療指向的な評価を可能にし，安全な嚥下条件を判断し，患者の嚥下能力に基づいて効果的な治療法を決定することができる．比較的侵襲性が低く，さまざまな患者に実施でき，低コストであり，ベッドサイドで実施でき，放射線曝露なしに容易かつ迅速に検査できることが利点である．

VEは，軟性の喉頭ファイバーを経鼻的に挿入し，嚥下中の咽頭および喉頭の動きを観察する方法である．上気道および咽頭の構造の静的および動的評価が可能で，嚥下中の咽頭の動きを直接みることができ，口蓋，咽頭，および喉頭の病態学的情報を容易に得ることができる．

VEは，解剖学的構造や粘膜の異常を直接観察できる．そして嚥下中の食塊移送と気道防護に伴い起こる構造の変化，声帯の閉鎖，食塊の通過経路，および下咽頭における食塊の位置を直接的に示す．また，唾液貯留の状態，食塊形成および動き，異なる物性や形態の食塊に対する嚥下能力を評価することができる．このように，嚥下運動にかかわる所見

を明らかにし，治療計画を導くことができる有用な評価ツールといえる．**図5-28と29**に，VEでみた解剖学的構造を示す．

VEを実施する際には三つの観察点において解剖学的，生理学的特徴を注意深く観察する（**表5-19，図5-30**）．

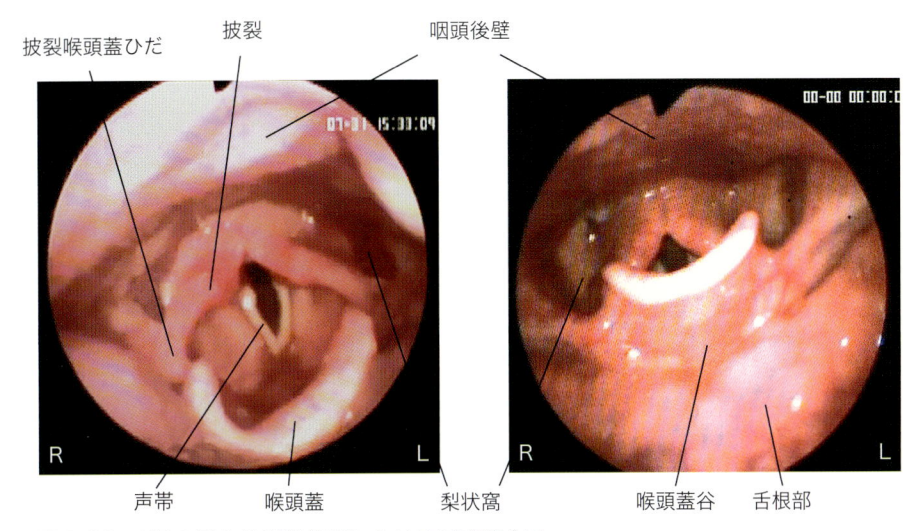

図5-28　VEの基本的観察位置における咽頭腔全景

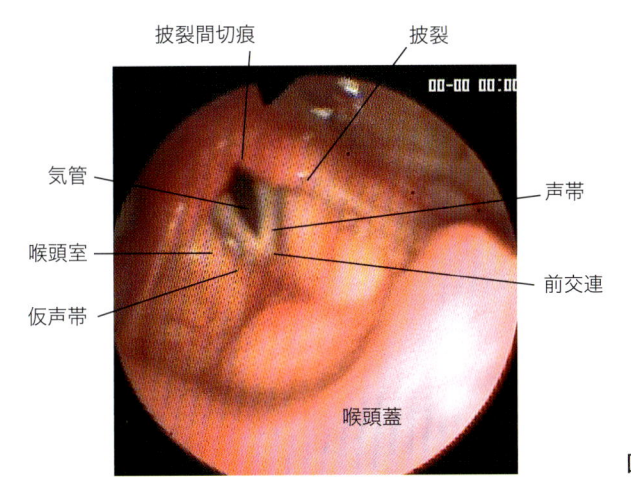

図5-29　喉頭口近影

表5-19　VE評価の三つの観察点

観察点	部　位	主要所見
1	上咽頭	軟口蓋, 咽頭側壁, 後壁の動き（発声時, 嚥下時）
2	中咽頭	分泌物の量と性状, 貯留部位, 程度 舌根部, 咽頭後壁, 喉頭蓋谷, 梨状窩の構造, 発赤, 腫脹, 浮腫の有無
3	下咽頭, 喉頭口	分泌物の量, 性状, 貯留の程度, 喉頭侵入, 誤嚥の有無 声帯, 披裂, 梨状窩の構造, 浮腫の有無 声帯, 披裂の動き（発声・息こらえ・咳払い）

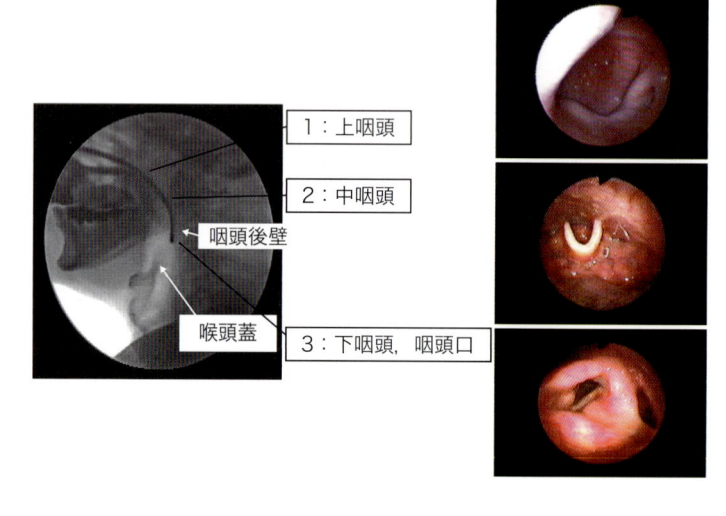

1：上咽頭
2：中咽頭
咽頭後壁
喉頭蓋
3：下咽頭, 咽頭口

図5-30　三つの観察点におけるファイバー先端の位置とVE所見

（1）第1観察点：上咽頭

　第1観察点では，軟口蓋挙上および上咽頭の筋収縮を含む，鼻咽腔構造の機能評価を行う．発声と空嚥下を行い，口蓋より上のレベルの咽頭側壁と軟口蓋の左右対称性の動きと鼻咽腔閉鎖の状況を確認する．この観察点では，鼻咽腔閉鎖不全または鼻咽腔逆流を観察することができる（図5-31〜33）.

（2）第2観察点：中咽頭

　第2観察点は，嚥下前の観察位置（high position，基本位置）である．内視鏡の先端は，軟口蓋を少し越えた位置に保持され，図5-28に示したように喉頭および咽頭全体が観察

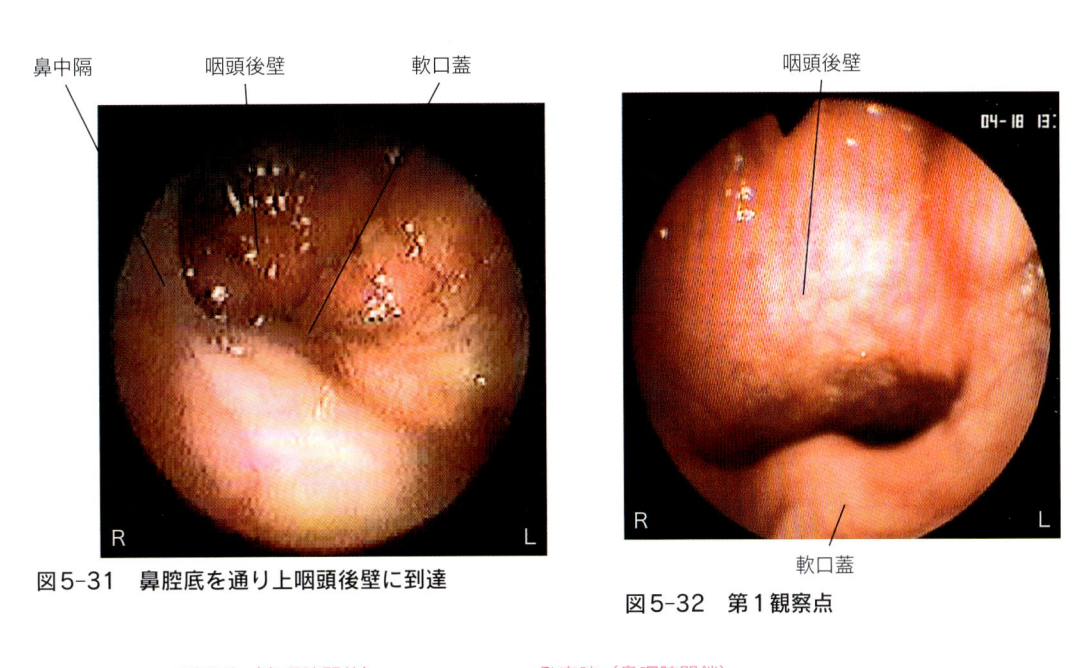

鼻中隔　　咽頭後壁　　軟口蓋

図5-31　鼻腔底を通り上咽頭後壁に到達

咽頭後壁

R　　　　　L

軟口蓋

図5-32　第1観察点

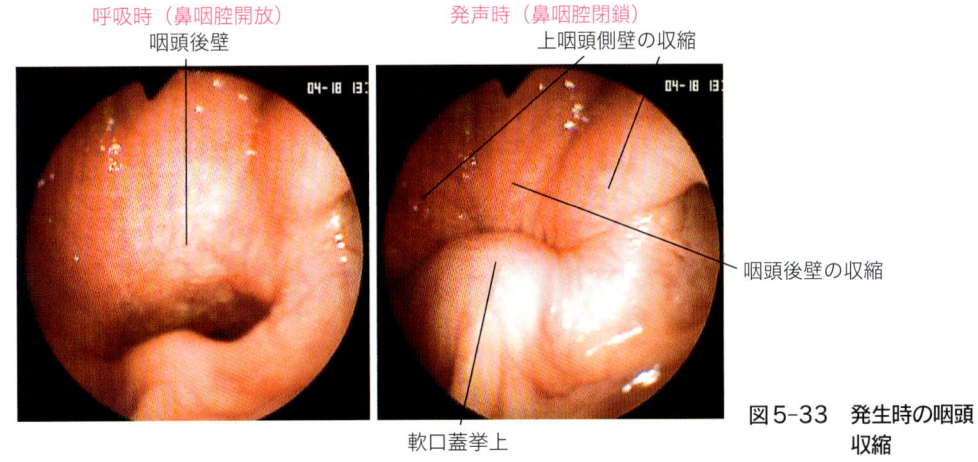

呼吸時（鼻咽腔開放）
咽頭後壁

発声時（鼻咽腔閉鎖）
上咽頭側壁の収縮

咽頭後壁の収縮

軟口蓋挙上

図5-33　発生時の咽頭
　　　　 収縮

　できるように調整する．この位置では，安静時の解剖学的異常の特定，炎症（発赤，浮腫），腫瘍，粘膜の性質（蒼白，乾燥）などをみることができる．咽頭および喉頭内の分泌物の有無，貯留量および位置を評価することは重要である．第2観察点では，嚥下中の舌の後退，喉頭蓋の反転開始，摂食中のさまざまな食物や液体の流れとともに，舌根部の動きから口腔期の機能を推測することができる．食物を直接観察することができるVEにおいて，食塊形成能力は重要な評価項目である．嚥下中は咽頭収縮により対物レンズに構造

物が接近するため，光の反射により視野は真っ白となり（ホワイトアウト），咽頭腔の観察はできない．嚥下反射開始時の食塊先端の位置は，この観察点で明瞭に把握でき，食塊の早期咽頭流入や嚥下反射の遅延を明らかにすることができる．

(3) 第3観察点：下咽頭，喉頭口 (low position)

内視鏡を咽頭後壁に沿って進め，喉頭蓋の後ろに位置させる．この位置では，披裂，小角軟骨結節，楔状軟結節，披裂喉頭蓋ひだ，仮声帯，声帯，喉頭前庭が観察できる（**図5-29**参照）．内視鏡を左右にわずかに回転させると梨状窩をよく観察できる．第3観察点では，気道防御のための喉頭閉鎖や気管の前壁の観察ができる．喉頭閉鎖は，披裂の喉頭蓋基部への接近，声帯の内転，および喉頭蓋の後方への反転によって生じる．喉頭侵入や，唾液や食塊が披裂間切痕から声門下に侵入する誤嚥もこの位置でよく観察できる（**図5-34, 35**）．

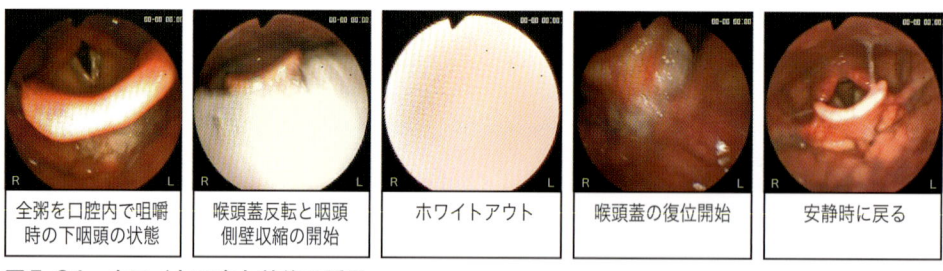

| 全粥を口腔内で咀嚼時の下咽頭の状態 | 喉頭蓋反転と咽頭側壁収縮の開始 | ホワイトアウト | 喉頭蓋の復位開始 | 安静時に戻る |

図5-34　ホワイトアウト前後の所見

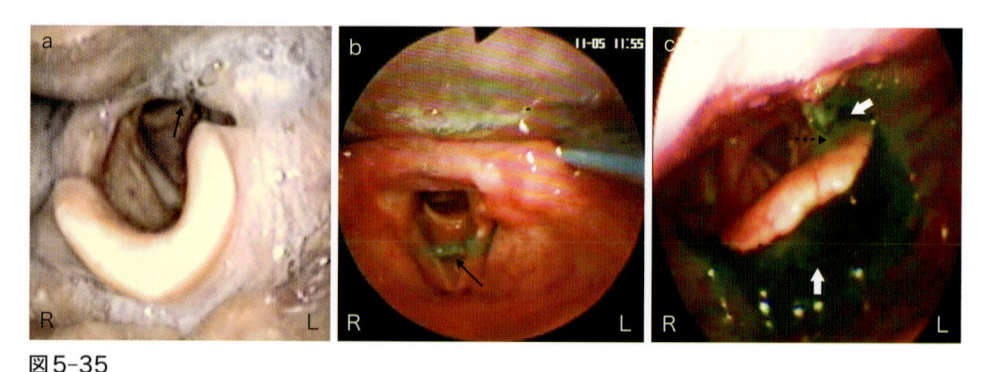

図5-35
（a）唾液の誤嚥，（b）嚥下中の誤嚥，（c）喉頭蓋谷と左梨状窩の多量の残留と喉頭侵入．

(4) 藤田医科大学におけるVE手技

VE評価における重要な所見を以下に述べる．検査は，後で見直せるようにビデオにすべて録画している．

■VEの手順

(1) 食物を用いる前の評価

1. 口腔の解剖と機能の評価

・舌の動き（上下，左右，唇を1周なめる動きを観察する）

・口腔衛生状態，口腔内の分泌物の有無

・「あー」というときの軟口蓋挙上（対称か非対称か）

2. 喉頭ファイバー先端から2cm程度の範囲でシースに潤滑剤を塗布

対物レンズに潤滑剤がつかないように注意する．

3. 喉頭ファイバーを鼻から，ゆっくりと挿入

このとき，鼻腔内の粘膜に接触しないように，視野を確保しながら愛護的に上咽頭部までファイバー先端を進める．

4. 第1観察点での観察

被験者に［ka］と3回いってもらい，その後，唾液嚥下を行わせ，軟口蓋挙上と鼻咽腔閉鎖，上咽頭収縮の様子を注意深く観察する．

5. 第2観察点での観察

喉頭ファイバー先端を口蓋垂を越えたすぐの位置に進める．この位置では，喉頭蓋谷，舌根部，咽頭後壁，咽頭側壁，梨状窩，喉頭蓋，披裂，喉頭口を含む安静時の咽頭全景が観察できる．また，口腔準備期，口腔送り込み期における嚥下反射開始前の食塊移送を容易に観察できる．

6. 咽頭腔の観察

唾液や分泌物貯留の有無，量，場所，特に，喉頭蓋谷，梨状窩，喉頭口や気管内を確認する．もし分泌物がある場合，患者がそれに対処できるか，咳嗽で喀出後に再び飲み込むことができるかを確認する．

7．喉頭内の観察（第3観察点）

　ポリープ，囊胞，浮腫などの喉頭や喉頭口の解剖学的異常を観察する．［i：]または［e：]と発声した時の声帯運動を観察する．声門運動の対称性と精密さをチェックするために，患者にこの発声を繰り返させる（**図5-36**）．

8．息こらえ

　声帯閉鎖を確認するための軽い息こらえと，仮声帯レベルでの閉鎖や披裂の内転を確認するための強い息こらえを患者に指示する．次に，誤嚥物の喀出力をみるために患者に咳払いを指示する．また，嚥下中の喉頭閉鎖が適切に行えるかを評価するために，患者に数秒間の息こらえを指示し，その間の喉頭閉鎖の様子を確認する（**図5-37**）．

9．空嚥下

　内視鏡先端位置を第2観察点に戻して患者に唾液の嚥下を指示し，咽頭収縮の様子を観察する．このとき，しっかりとしたホワイトアウトが起こるか否かが，咽頭収縮を判断する重要な所見である．ホワイトアウトは嚥下時に食塊が咽頭を通過する間の，通常は0.5秒程度の運動である．

10．続いて，食物を用いた検査を行う．

■VEの手順

(2) 食物を用いた評価

1．液体嚥下や咀嚼嚥下の観察時には，内視鏡先端を第2観察点に置く．特に咀嚼嚥下では，口腔から咽頭への食塊の進行や，食塊形成を観察することができる．嚥下反射の間は，ホワイトアウトが観察される．

2．ホワイトアウトが終了したら，喉頭蓋谷や梨状窩の食塊残留の有無を確認し，喉頭侵入や誤嚥を確認するために，すぐにファイバー先端を喉頭口（第3観察点）に進める．喉頭内に食塊が流入するが声帯上の領域に止まるものが喉頭侵入であり，声帯を越えて気管内に食塊が侵入するものが誤嚥である．

3．気管後壁を伝って入った誤嚥は，内視鏡の死角となり直接には確認できない場合がある．もし誤嚥を疑った場合は，患者に咳を命じ，気管内から喀出されるものがあるかで誤嚥を確認する．湿性嗄声などの声質の変化も評価する．

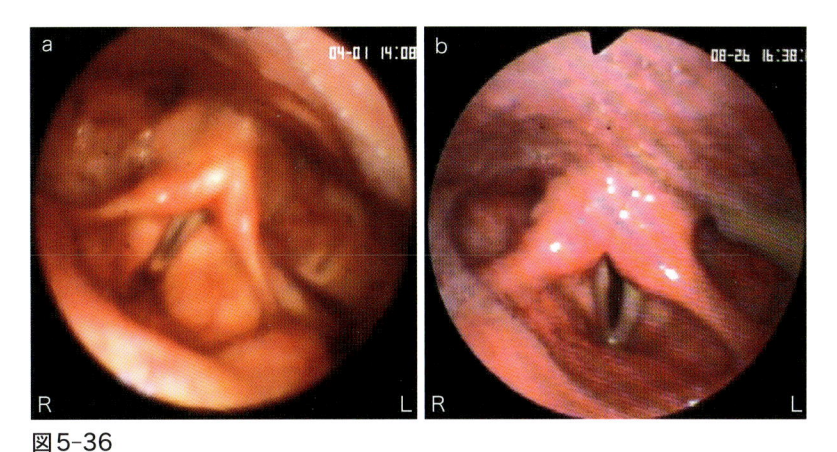

図5-36
(a) 正常な声門閉鎖と (b) 左反回神経麻痺 (左声帯麻痺；開大位).

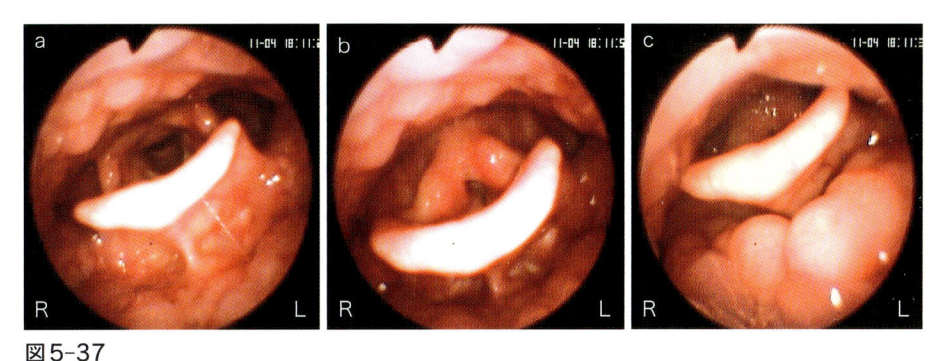

図5-37
(a) 通常の呼吸時.
(b) 軽い息こらえ (声帯の閉鎖が観察できる).
(c) 強い息こらえ (仮声帯の閉鎖, 披裂の内転により, 喉頭口がほぼ閉鎖している).

4. 一口量, 濃度, 物性を変えて検査を行い, 患者の嚥下機能を評価する. VE中に, 姿勢調整や嚥下手技を試し, 誤嚥や咽頭残留を除去できる方法を検討する.

5. この検査を通して, 最も安全で適切な食形態, とろみ濃度, 訓練方法, 治療戦略を決定する.

　嚥下機能評価においては治療指向的手法の検討が重要である. 誤嚥を防ぎ, 咽頭残留を除去するための食物物性の調整, 姿勢調整を探し出し, 最適な難易度の課題を設定し直接訓練に導入する.

VE中は，食塊形成能力，嚥下開始時期（遅延/欠如），嚥下前後の喉頭侵入や誤嚥，食塊のクリアランス能力，残留の位置および量に焦点を当てるべきである．食品の種類と検査の順序は個別に決定される．最も安全と考えられる食品を最初に使用し，量や物性を変更し，徐々に難易度を上げていく．最適課題とは，ぎりぎり誤嚥しないレベルの一口量，物性を指す．さらに喉頭侵入や誤嚥，または残留除去に有効な方略を見つけるために治療戦略（反復嚥下，effortful swallow など）および姿勢調整（頸部または頭部屈曲，回旋など）の効果を評価する．

VEの間，患者や介護者は，モニター上の飲み込みを観察することができる．リアルタイムの視覚バイオフィードバックは，嚥下運動を実際にみて理解することができ，治療戦略の有効性を高める．これは，摂食嚥下リハビリテーションにおける患者コンプライアンスの向上と成果の確保に役立つ．

しかし，VEにはいくつかの限界もある．それは，咽頭嚥下のある重要な局面（たとえば，舌根の後退，気道閉鎖レベル，UES開口部）を観察できないことである．さらに，口腔期と食道期（たとえば，咀嚼能力，食道通過，胃食道逆流）は，十分に評価することができない．嚥下中の喉頭挙上の間は，ホワイトアウトにより内視鏡の視野が隠される．これにより，気管の後壁に流れ込むような誤嚥を見逃す可能性がある．このようなケースでは，VFのほうが問題を明らかにできる可能性が高い（**表5-20**）．

(5) 装置

藤田医科大学では，診察室だけでなくベッドサイドでも実施できるように移動式の内視鏡ユニットを用いている（**図5-38**）．このユニットにファイバースコープ（**図5-39**），CCDカメラ，光源，A/Dコンバータビデオシステム，画像描出用モニターを搭載している．また吸引機器と複数の種類の食品と液体を準備する（**図5-40**）．食塊の視覚化を向上させるために緑で着色した食品や液体を，さまざまな量，濃度で使用する．

(6) VE検査の実施

VEを行う前には，鼻腔，咽頭腔，喉頭の解剖学的構造をよく理解しておかねばならない．患者は全身状態に応じて，ベッド上のリクライニングか座位をとる．軟性喉頭ファイ

表5-20　VE・VFで確認できる事象

	VF	VE
口腔期の障害	✔	
食道入口部の機能不全	✔	
食道期の障害	✔	
代償手段と嚥下手技の効果	✔	✔
舌骨・喉頭挙上	✔	
喉頭侵入・誤嚥*	✔	✔
咽頭残留	✔	✔
嚥下反射遅延	✔	✔
口腔衛生不良/口腔内残留	✔	✔
分泌物・唾液の誤嚥		✔
喉頭構造の直視化		✔
実際の食物，飲料での評価		✔
ICU患者/ベッドサイドでの評価（移動性）		✔

*嚥下中の誤嚥の瞬間はVEではみることができない

バーを鼻から挿入し，下ルート（鼻中隔，鼻腔底と下鼻甲介で作られるスペース），あるいは中間ルート（鼻中隔，中鼻甲介と下鼻甲介で作られるスペース）を通って（**図5-41**），咽頭の全体像がみえる位置に達するまで進める．喉頭ファイバーに接続したカメラのモニター画像をみながら検査を進める．検査の画像は，あとで見返すために録画する．

(7) 安全な検査

　VEは，安全で効果的な嚥下評価方法であり，ほとんどの患者で協力が得られる検査である[26]．VEに関連する合併症の割合は1％未満である[25]．さらに，これらの合併症のほとんどは深刻なものではない．VEに関連する潜在的な危険には，鼻出血，迷走神経反射

65

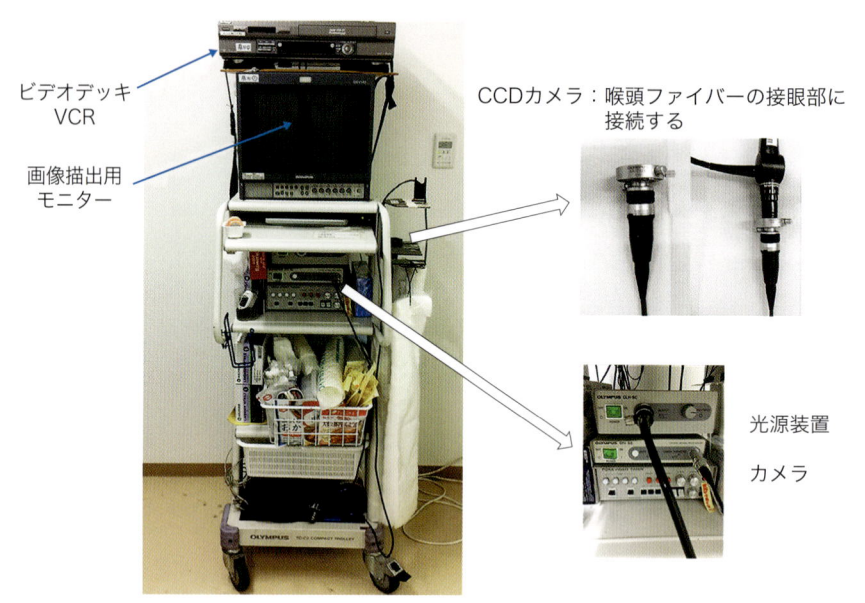

ビデオデッキ
VCR

画像描出用
モニター

CCDカメラ：喉頭ファイバーの接眼部に
接続する

光源装置

カメラ

図5-38　移動式の内視鏡ユニット

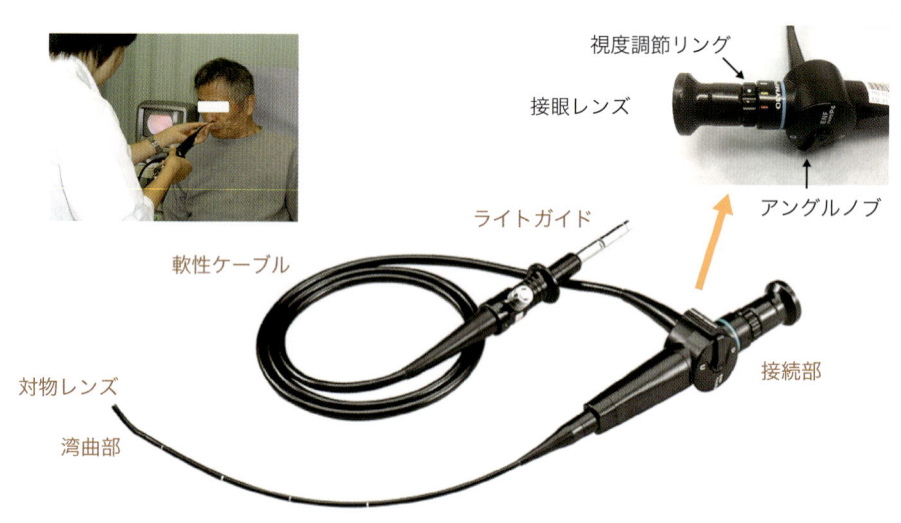

軟性ケーブル

ライトガイド

視度調節リング

接眼レンズ

アングルノブ

対物レンズ

湾曲部

接続部

図5-39　ファイバースコープの概要

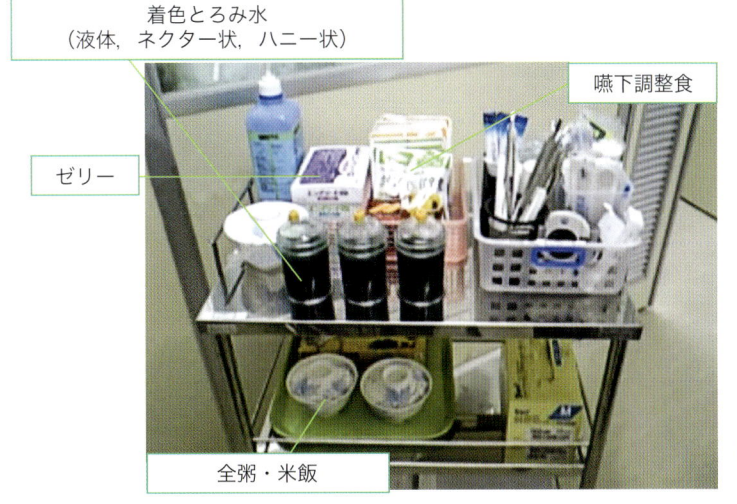

着色とろみ水
（液体，ネクター状，ハニー状）

嚥下調整食

ゼリー

全粥・米飯

図5-40　VE施行時に用意する食品・液体

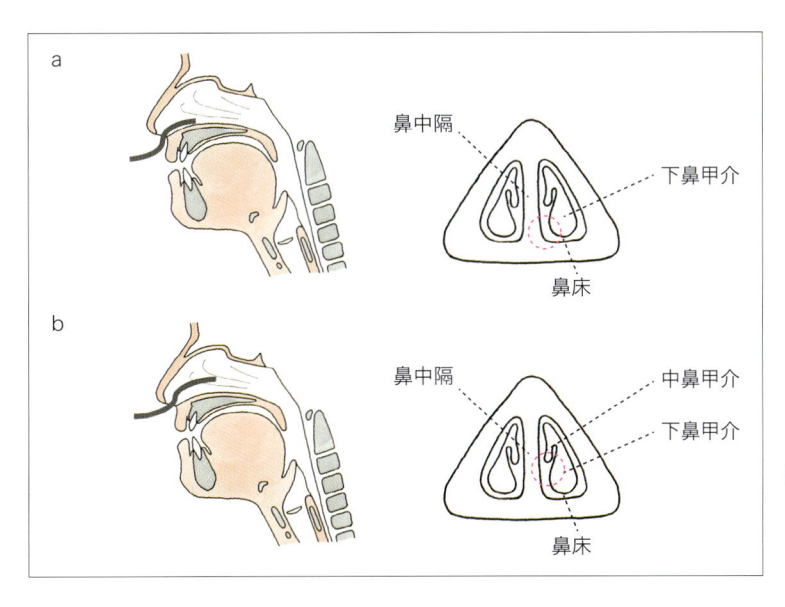

a

鼻中隔

下鼻甲介

鼻床

b

鼻中隔

中鼻甲介

下鼻甲介

鼻床

図5-41　喉頭ファイバーの挿入経路
（a）下ルート
（b）中間ルート

による失神，喉頭痙攣，および嘔吐が含まれる[25, 27]．これまでの報告から，感覚検査を伴う500回のVE評価のなかで，鼻出血発生はわずか3例（＜1％）で，喉頭痙攣，迷走神経反射または気道感染の発生はなかったといわれている[28]．同様に，2009年に，急性期脳血管障害患者の嚥下内視鏡検査の安全性についての前向き研究により，鼻出血が最も一般的なVE関連合併症であることが示された[29]．

❸ 急性期病院（藤田医科大学病院）における系統的評価システム；VE を携えた病棟回診

　藤田医科大学では，すべての摂食嚥下障害患者に対し非常に効率のよい治療チームを構築し，スクリーニング検査後のVEまたはVF評価を体系的に実施している．これらの機器を用いた評価は，治療指向的な摂食嚥下障害の診断と評価，リハビリテーション計画の立案を可能にする．図5-42に，藤田医科大学における嚥下治療の流れを示す．

　治療チームは，リハビリテーション科（医師，言語聴覚士），歯科（歯科医師，歯科衛生士），摂食・嚥下障害看護認定看護師，管理栄養士が中心メンバーとなり，耳鼻科や栄養サポートチーム（nutrition support team；NST）とも連携して摂食嚥下障害の治療に当たる．

　治療には二つの流れがある．一つは，主治医が摂食嚥下の問題を認識し，リハビリテーション科に治療の依頼を出すものである．もう一つは，病棟看護師が患者の食事に不安を感じたときに摂食・嚥下障害看護認定看護師に評価の依頼を出すものである．どちらもリハビリテーション科医師または認定看護師が患者の診察，評価を行う．詳細な検査が必要と判断されると，VFまたはVEがオーダーされる．治療チームは認定看護師が選出した患者を回診し，VEによる評価を実施して，適切な治療計画（適切な食形態，姿勢，口腔ケア，ならびに直接的および間接的な訓練方法を含む）を立てる．必要な症例にはVFによる検査を推奨する．認定看護師は，言語聴覚士と協力して，すべての患者を定期的にフォローアップする．この間，認定看護師は患者の全身状態を観察し，治療効果の判定を行い，必要に応じてVEによる再評価を立案する．

　藤田医科大学の摂食嚥下障害治療チームのデータベースによると，2006年9月から2010年3月までに1,330人の患者が認定看護師に依頼され，998人が嚥下回診においてVEを用いて評価された[30]．摂食嚥下障害の最も一般的な原因は，脳血管障害（46%）およびその他の脳疾患（16%）であった（図5-43）．患者の平均年齢，介入期間等を以下に示す．

・平均年齢；74歳（2〜102歳）

・入院から最初の介入まで；中央値13日（0〜255日）

・最初の介入の開始から終了までの期間；中央値24日（1〜337日）

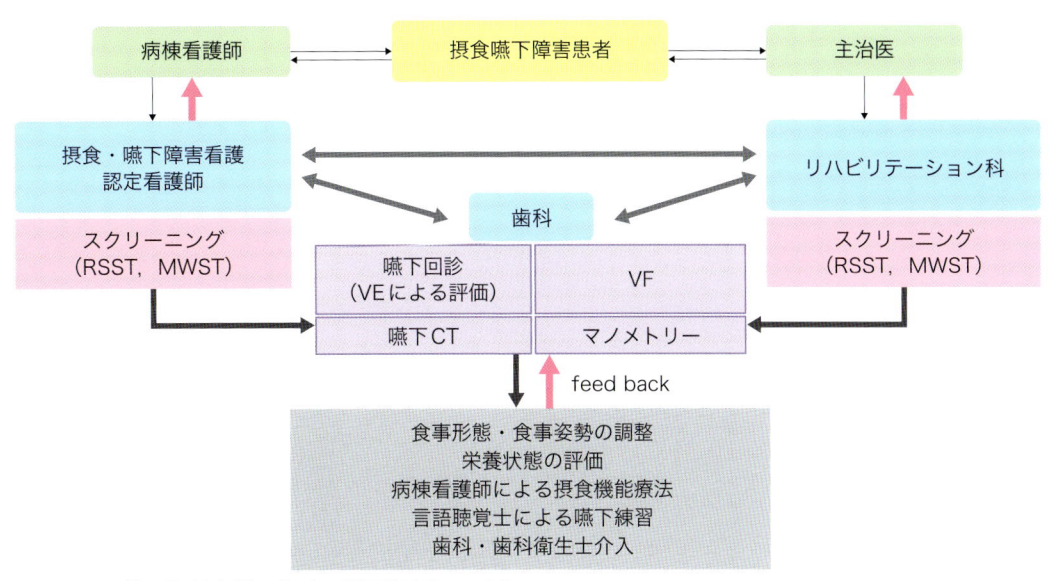

図 5-42　藤田医科大学における嚥下評価システム

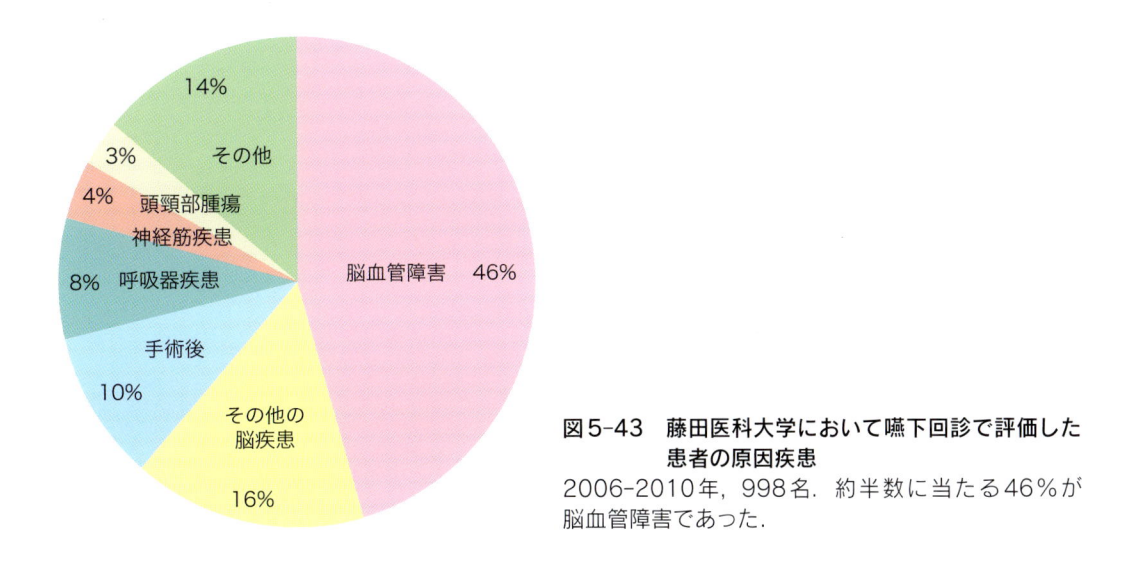

図 5-43　藤田医科大学において嚥下回診で評価した患者の原因疾患
2006-2010年，998名．約半数に当たる46％が脳血管障害であった．

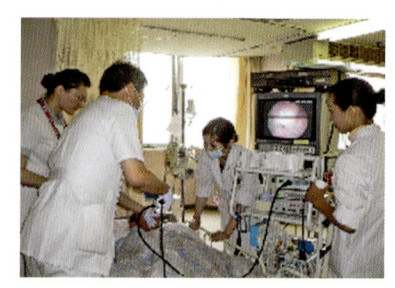

調査期間：2006年9月～2010年3月
対象：998人 (M：F＝638：360)
年齢：74歳 (2～102)
介入開始時期：入院後13日 (0～275)
介入期間：24日 (1～337)

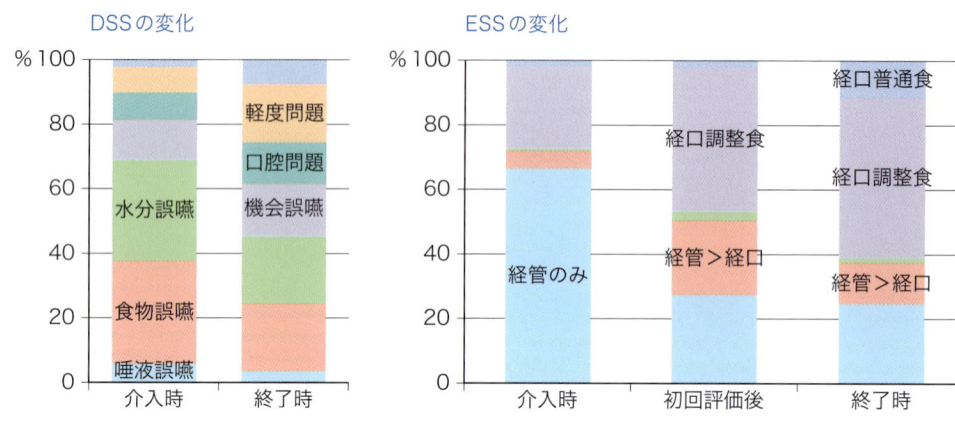

DSSの変化

ESSの変化

介入期間中の誤嚥性肺炎発症率：3.7%

図5-44　摂食嚥下障害回診の帰結

　嚥下回診で行ったVEにより，以下の四つから適切な治療が選択された．

1. 言語聴覚士による間接練習または直接練習を行う．

2. 言語聴覚士あるいは病棟の看護師による食事介助．

3. 1と2の両方．

4. 臨床医が適切な食事と姿勢を推奨したあとに，摂食嚥下障害認定看護師がフォローアップを行う．病棟の看護師は，食物の物性，食事姿勢の調整，訓練方法の変更に関するアドバイスを認定看護師から受ける．

　初回評価と最終評価の比較で，ESSスコア，DSSは著明な改善を認め，嚥下回診の有効性が証明された．観察期間中の肺炎発症率は3.7%で，過去の報告の1/3であり[31-33]，嚥下回診は肺炎の予防にも役立っているといえる（図5-44）．これらの結果により，嚥下

回診のシステムは，摂食嚥下障害の適切な評価と治療を促進し，嚥下の安全性と効率を改善する可能性を持つといえる．とくに急性期病院での嚥下機能評価に有益である．

　藤田医科大学摂食嚥下障害治療チームは，臨床と教育面の両方に焦点をあわせシステムを作ってきた．VEとVF結果は，リハビリテーション科医師，言語聴覚士，摂食・嚥下障害看護認定看護師，歯科医師，歯科衛生士，耳鼻咽喉科医を含む学際的なチームカンファレンスで毎週レビューされ，議論される．知識やアイデアの共有，グループディスカッションは，チームワークの質を向上させ，患者に最善の治療を提供するための重要なコミュニケーションツールとなる．

　摂食嚥下障害の病態生理をより包括的に理解し，摂食嚥下障害患者のための最善の練習方法の開発を促進していくためには，科学的な研究の推進が欠かせない．こうした研究は，臨床的探究と基礎科学の探究の両方をさらに発展させる．研究成果を開示し，継続的な研究を提示するために，1か月に1回，多職種が参加するミーティングを開催している．このミーティングは，患者の究極の利益のために臨床，研究，および教育の相互関係を強化するものである．

 嚥下評価の新たな展望

　最近10年のテクノロジーの進歩は，嚥下領域にも革新的な機器を普及させ，病態生理に新たな理解をもたらしている．藤田医科大学では，以下の最新の技術を，臨床および研究に活用している．

1 嚥下CT

　画像評価は嚥下機能の治療指向的評価に不可欠である．VF，VEは誤嚥や咽頭残留を検出し，最適な食形態の決定や誤嚥や咽頭残留を減らすための姿勢調整や嚥下手技などの治療戦略を決定できるツールとして摂食嚥下リハビリテーションの標準的な手法となっている．しかしVF，VEは，複雑な嚥下動態を1方向（VF；側方像または前後像）（VE；上方像）からしか観察できず，3次元の動態の可視化には限界がある．

　この限界を打破したのが，320列面検出器型CT（320-ADCT）（Aquilion ONE；Canonメディカル社）を用いた嚥下CTである．320-ADCTは2007年に藤田医科大学に導入さ

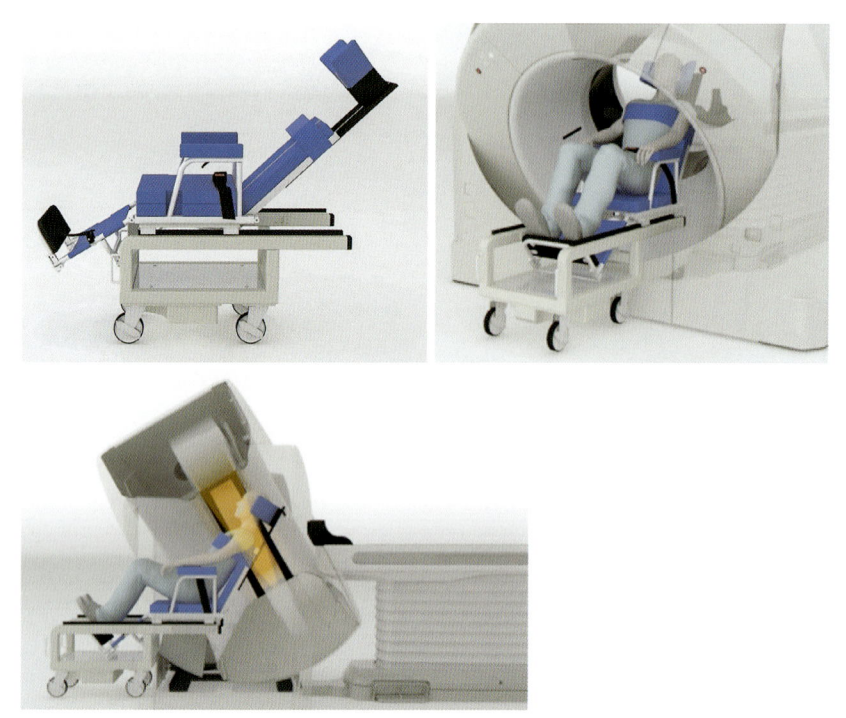

図5-45　320列嚥下CT装置．スライディング椅子とCT撮影時の姿勢

れ，2008年より嚥下評価に活用するプロジェクトが開始された（**図5-45**）．この嚥下CTにて，VFやVEでは不可能であった嚥下運動の3次元的，動的な可視化が可能となった．複雑で連鎖的に起こる嚥下関連諸器官の動態は制限なくいかなる方向からも観察・評価可能であり，精密かつ正確な定量評価を可能とした．

　嚥下CTの主要な特徴である3次元描出と定量的計測は，嚥下の形態学，運動学に新しい視点をもたらした．

（1）装備と性能

　320-ADCTは，1列0.5mmの検出力で320列装備されたマルチスライスCTである．ノンヘリカルスキャンで，管球1回転（一時相）0.275秒で体軸方向16cmの範囲を網羅する．16cmの範囲は，頭蓋底から上部食道をカバーできるため，一時相でこの範囲の立体的な画像が収集でき，管球の連続回転（多時相）にてこの範囲の時間的に連続した画像，

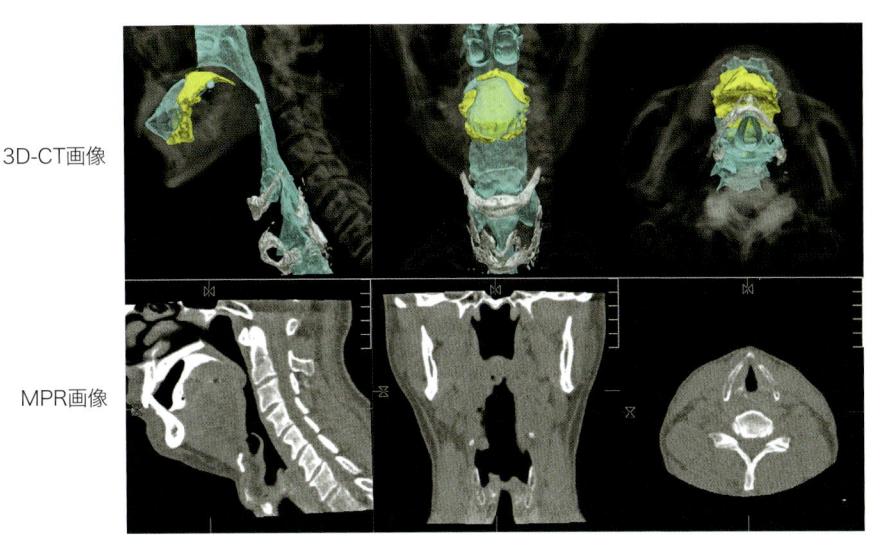

3D-CT画像

MPR画像

**図5-46　MPRおよび3D-CT
画像**
（上）3D-CT画像（側方，後方，
　　下面方からの画像．声帯が
　　可視化できる）．
（下）MPR画像（矢状断，冠状断，
　　軸位断）．

　すなわち嚥下中の諸器官の動態データを収集することができる．

　嚥下CTは，嚥下CT検査専用に作製された椅子Offset-Sliding CT Chair（イーメディ
カル東京，東名ブレース）を用いて施行される．この椅子は座面の背面をリクライニング
でき，座面を前後方向にスライドできる．撮影時，CTスキャナを22度または30度に
ティルトし，椅子はCT寝台の逆側に設置する．リクライニング角度を45〜60度に調整
し患者を座らせ，座面を後方にスライドさせ，CT装置内に挿入する．頭蓋底から上部食
道がスキャン位置に入るように調整して固定する（**図5-45**）．

（2）解析と臨床応用

　収集したデータは，低線量画像再構成法を用いて，1秒あたり10枚の画像に再構築され
る．再構築されたデータからmultiplanar reconstruction（MPR）画像と3次元CT（3D-
CT）画像を作成する．MPR画像は0.5mmのスライスで任意の方向の断面を描出でき，
時間的・空間的解析を可能にする．3D-CT画像は，全般の動きを捉えるのに有効であり，
また体積計測などの定量計測を可能にする（**図5-46**）．こうした定量評価を可能としてい
るのが3次元描出であり，制限なく諸器官の動態を捉えることができることで，経時的な
運動解析（たとえば運動開始・接続時間）や定量的な空間的解析（たとえば咽頭残留量や

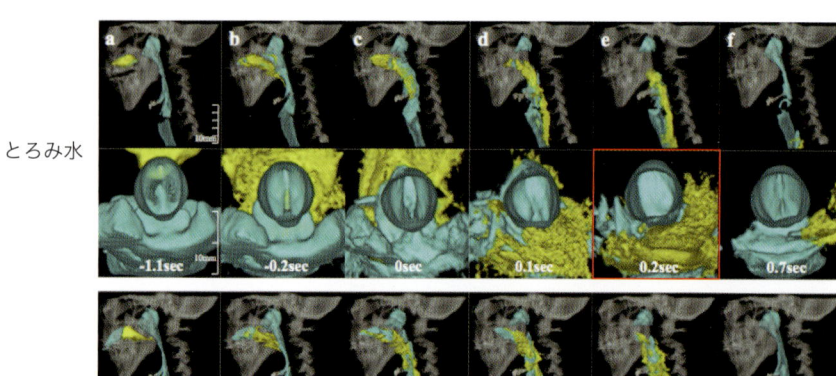

とろみ水

液体

図5-47 とろみ水と液体の喉頭閉鎖の比較
四角で囲っている部分が声帯閉鎖の開始を表す．液体の方が早いタイミングで声帯閉鎖が起こっている．（Inamoto, 2013.[36]）から許可を得て転載)

UES断面積）を可能としている．以下に嚥下CTの特性，計測方法，および臨床応用について説明する．

①VFでは観察困難である声帯の開大・閉鎖を測定できる．喉頭閉鎖は気道の防御機構に関連する重要事項であり，喉頭閉鎖の3事象である声帯閉鎖と喉頭前庭閉鎖と喉頭蓋反転を一元的に観察し計測できることは非常に重要である（**図5-47**）．

②嚥下中に起こる全諸器官の運動の開始と終了時間を測定できる．運動時間計測は嚥下の生理学的情報を提供し，食塊による違い（物性や量）や，健常嚥下，異常嚥下の違いを明らかにすることができる（**図5-48**）．

③UESを上方から観察でき，甲状軟骨と輪状軟骨をランドマークにして軸位断面で描出でき，開大面積を計測できる．UES断面積を経時的に捉えることができることで，嚥下中の舌骨喉頭挙上，咽頭収縮とあわせ咽頭残留の病態理解が促進される（**図5-49**）．

④咽頭腔の形態変化を捉えることができる．嚥下中の咽頭腔内の体積を測定することができ，その体積変化から咽頭収縮の程度を算出できる．また咽頭残留の計測も可能である（**図5-50**）．

⑤嚥下中の舌骨，喉頭の三次元運動を計測できる．VFとは異なり，嚥下CTは舌骨だ

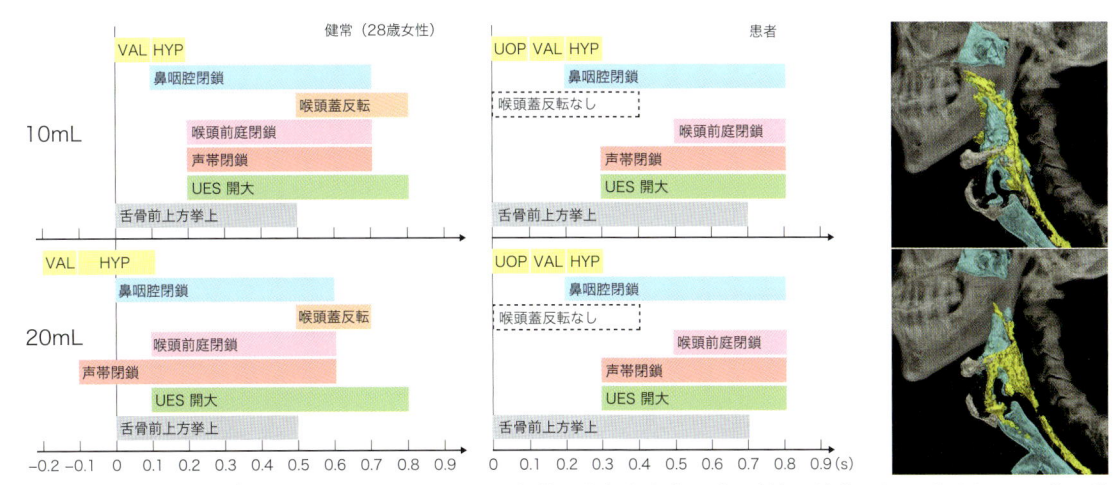

図5-48 健常例とポリニューロパチーによる摂食嚥下障害患者（68歳男性）の液体10mLと20mLの嚥下動態の比較

図は嚥下諸器官の動作開始と終了を示す．健常者では食塊量が増えると舌骨喉頭挙上と喉頭閉鎖のタイミングが早くなる．摂食嚥下障害患者ではすべての嚥下諸器官の動作開始が遅れており，動作パターンは食塊量にかかわらず同じである．摂食嚥下障害患者では，食塊量の増加に対し諸器官の動態が調整されず，食塊移送に対し喉頭閉鎖が遅くなり誤嚥を引き起こしている．（Inamoto, 2013.[36]から許可を得て転載）

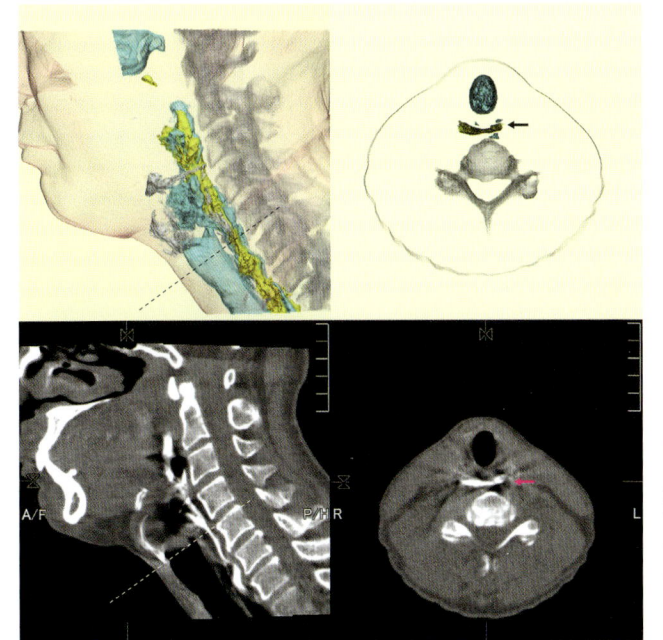

図5-49 UESの描出

矢印がUES．UESは円状ではなく豆状の形態である．
上：3D-CT画像．（左）側方像，（右）左図の点線でCU＋L上方から見た像．
下：MPR画像．（左）正中矢状断，（右）左図の点線で展開した軸位断面．

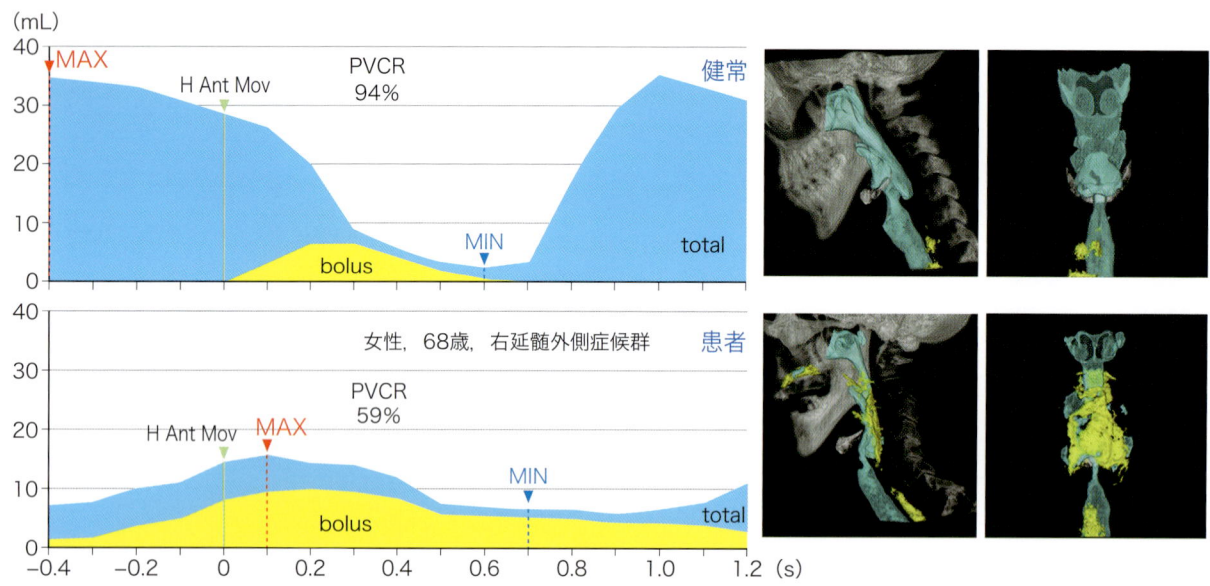

図5-50　嚥下中の咽頭腔の変化
咽頭収縮が減弱した嚥下障害患者で大量に咽頭残留がみられる．嚥下中，咽頭腔の変化はほとんどみられず，咽頭収縮率
（pharyngeal volume constriction ratio, PVCR）は健常人のほぼ半分である．（上）34歳健常女性，（下）68歳女性　右橋延
髄梗塞嚥下障害患者．（Inamoto, 2013.[36]）から許可を得て転載）

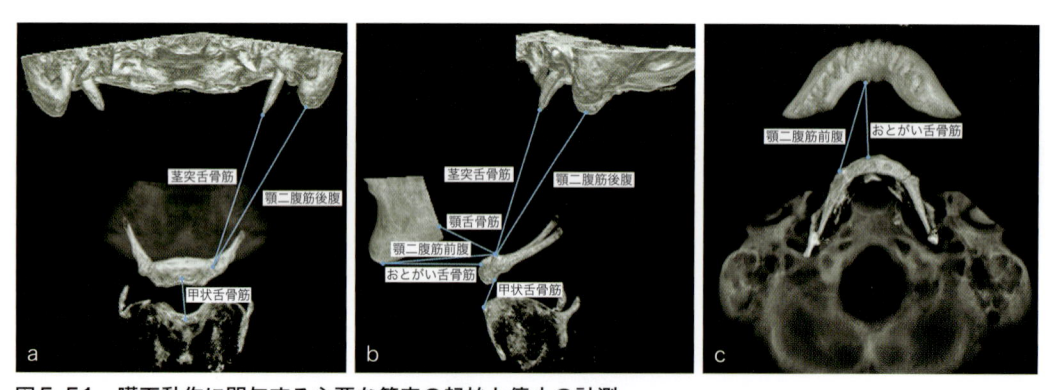

図5-51　嚥下動作に関与する主要な筋肉の起始と停止の計測
下顎骨，舌骨，甲状軟骨のランドマークを起始，停止として用いる．図は（a）前方，（b）側方，（c）後方
からの各筋の起始停止を示す．（Okada, et al., 2013.[39]）から許可を得て転載）

けでなく甲状軟骨の動きも追跡可能である（**図5-51**）．舌骨の上方・前方移動距離は上方16.5±9.2mm，前方12.8±5.0mmであることが示されている[39]．嚥下反射中のオトガイ舌骨筋の筋長短縮距離は舌骨前方運動距離と有意な相関関係があり，オトガイ舌骨筋は舌骨を前方に牽引する役割を果たしていることが示唆された[39]．

摂食嚥下障害に関連した病態生理の評価に加えて，嚥下CTは嚥下手技や姿勢調整を含めたリハビリテーション治療の有効性の検討にも用いられる．

嚥下CTは，治療指向性評価に有用な機器といえる．しかし，現状では，嚥下CTはVFに取って代わるものではない．VFを補完し，嚥下評価により詳細な情報を提供する役目を果たす非常に重要なツールであり，新たなリハビリテーション評価・治療に寄与するものである．

(3) 検査の安全性

嚥下CT（Aquilion ONE ViSION Edition, updated version of the original Aquilion ONE）の放射線被曝は，経皮的に吸収される最大放射線量は28.07mGyで，初期の一過性の皮膚紅斑を起こす閾値（2,000mGy）よりはるかに小さい．実効線量は1施行（約3秒）で1.08mSvであり，1回の頸部CT検査での被曝量2.8mSvよりも少ないが，5分間のVF（1.08mSv）を行った場合の被曝量よりも大きい[24]．現状では，1回のCT検査で3施行までとしている．

2 高解像度マノメトリー

定量的な動作解析には，一般的に運動学的（kinematic）な解析と力学的（kinetic）な解析がある．両者の組み合わせは，嚥下生理学の包括的理解を高め，目的に即した高度な知識を得るのに有用である．嚥下CTやVFは，優れた運動学的な解析情報を提供するが，舌圧や咽頭内圧など運動力学的な情報が欠けている．昨今，高解像度マノメトリー（high-resolution manometry, HRM）という新たな手段が開発され，嚥下中の詳細な病態生理を把握する目的で，咽頭内圧，UES圧の計測が行われるようになった．咽頭期は，食塊推進のための圧が生成される複雑なプロセスである．筋収縮という内在的な協調運動により，食塊が食道へ流入するのに必要な内圧が発生する．VFは食塊移動，誤嚥，咽頭

残留という情報を得るツールであるが，食塊移動の基盤となる咽頭内圧やUES弛緩に関する情報は得られない．HRMは嚥下中に咽頭領域に発生する圧を直接計測し，リアルタイムに包括的なデータを提供する．このデータは記録後に定量的に解析され，咽頭期嚥下障害の診断と治療を進めるうえで有効な手がかりとなる．

（1）設備と解析

一般的なHRMシステムのカテーテルは，圧イベントを計測するためのセンサーが1cmごとに設置されている（**図5-52**）．カテーテルは経鼻的に食道まで挿入され，咽頭から下部食道までの圧を計測する．結果は，リアルタイムで時間空間的にプロットされモニター上に圧トポグラフィーとして映し出される．圧トポグラフィーの時間はX軸にセンサーの位置はY軸にプロットされる．圧の程度は色で表示される．**図5-53a**のように，各センサーの圧波形をリアルタイムで表示することもできる．

（2）HRMとVF，CTとの同期

HRMは咽頭やUESにおける収縮力（圧イベント）を評価・解析するのに有益なツールであるが，下記の三つの描出や評価はできない．

① 食塊移送—食塊移送と咽頭・食道の圧変化の関係性は評価不可能．

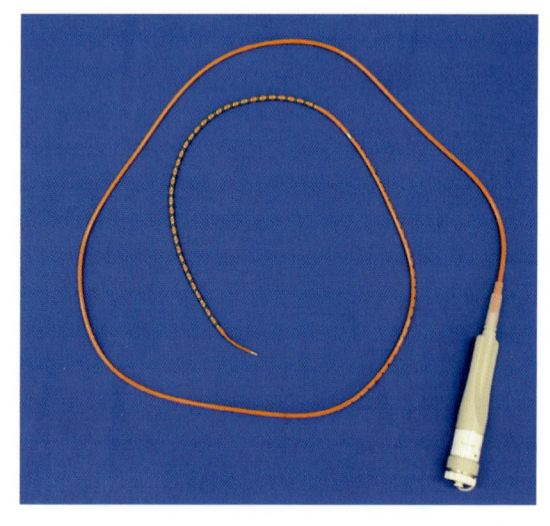

図5-52　計36個の圧センサーが1cm間隔で設置されたHRMカテーテル（スターメディカル）

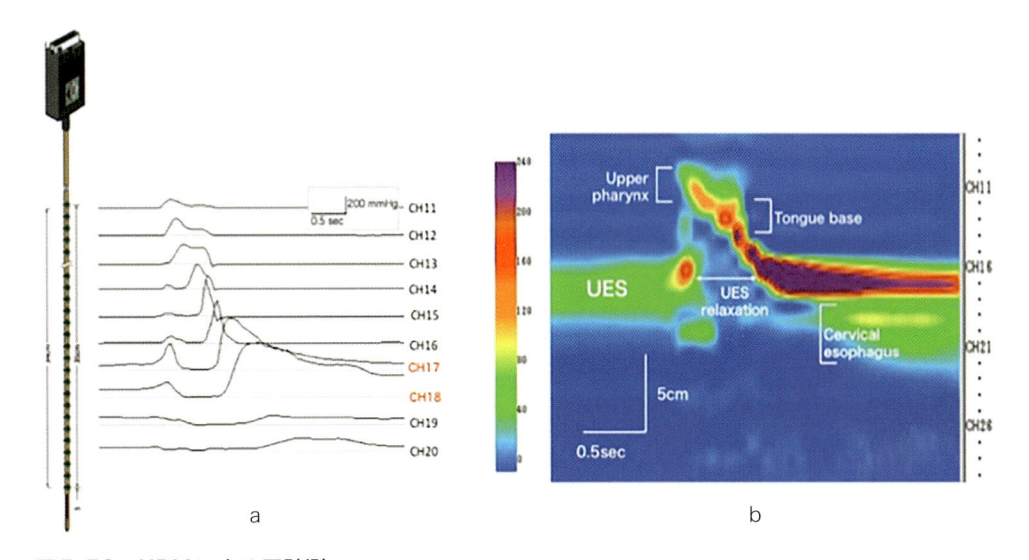

a   b

図5-53　HRMによる圧計測
（a）各センサーの圧波形表示.（b）圧トポグラフィーとしての表示の両方が可能である.

② 咽頭残留・誤嚥——残留や誤嚥の程度，メカニズムの検討は困難.

③ 口腔期評価

　これらの制限があるため，HRMのデータを有効に活用するためには，VFとの同期記録が欠かせない．HRMではVFでは描出できない微妙な機能異常を検出できる．またVFはHRMで観察できない，食塊移送，残留，誤嚥，口腔期の様相を描出評価できる．併用することで，嚥下障害診断の正確性が上がり，ベースにある生理学的現象の理解が深まり，効果的な治療戦略に役立つ．HRMは，特に咽頭残留が多く，それが誤嚥の原因になっている患者において，咽頭圧とUES弛緩圧から，咽頭収縮とUES活動の協調性の評価を可能にする点で有効である．このように，VFから得られる嚥下動態や食塊移送や構造的変化の所見を補完することができる．またVFと同期することで，マノメトリーカテーテルとセンサーの位置を同定できるため，カテーテルが咽頭・食道内でどのように動いたかも検出できる（**図5-54**）.

　HRMとVFの同期は，両者の設備を備えている施設では日常的に行われており，医療コストにも見合う．HRMとVFの同期は以下のような利便性を有している．

　① 咽頭収縮とUES弛緩に関連した詳細な情報が得られるため，より詳細な嚥下障害診

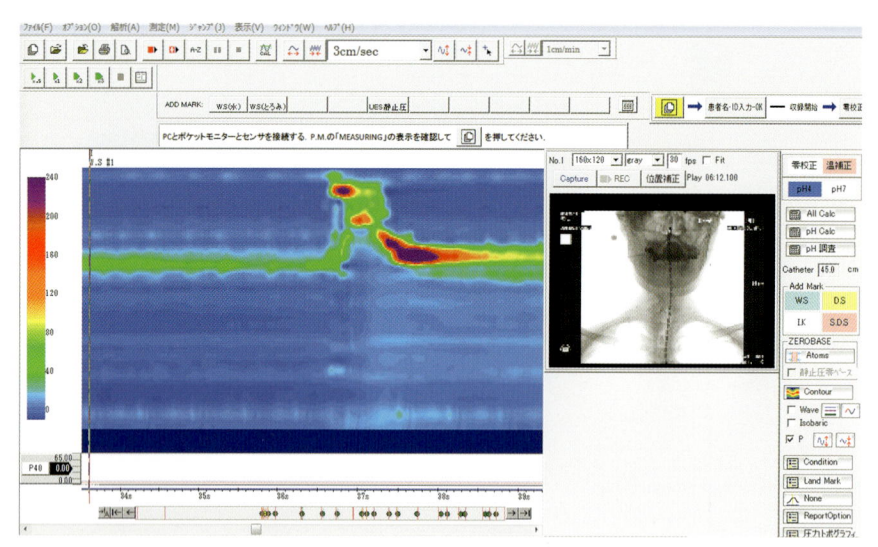

図5-54　HRMとVFの同期
（左）圧トポグラフィーの経時的変化，（右）VF正面像．VFは正面像，側面像にかかわらず，同期できる．

断ができる.

②複雑な異常所見の関連性がわかる（たとえば，UES弛緩障害と不十分な咽頭圧，UES弛緩障害と不十分な舌骨喉頭挙上など）．さらに，どの障害が最も嚥下障害に影響しているのかを評価でき，治療の選択に活用できる．

③VFでは捉えられないような微細な機能異常が検出できる．

HRMと画像データの同期は嚥下障害患者の診断の正確性を増し，摂食嚥下リハビリテーションプログラムの効果を高めるうえで重要である．さらに最近，藤田医科大学ではHRMと嚥下CTの同期を開始した．これにより，神経生理的所見と3次元動態が統合され，正常嚥下と嚥下障害のメカニズムの理解がさらに促進されると考えられる（**図5-55**）．

3 舌圧計測

舌は嚥下のプロセスにおいて最も重要な器官の一つである．舌の役割は，①口腔準備期

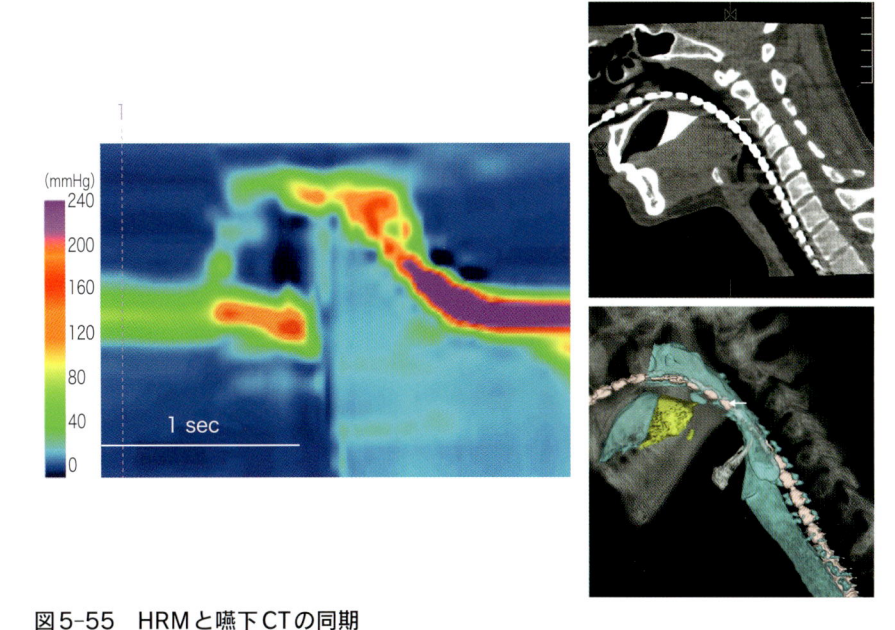

図5-55　HRMと嚥下CTの同期
（左）HRM圧トポグラフィー.
（右上）正中矢状断，（右下）3D-CT画像側方像. ←は, HRMの圧センサー.

における食塊の形成，保時，操作，②食塊の口腔内から舌根部までの駆出である. 舌機能不全は咽頭期嚥下障害と密接に関連している. それゆえ，運動，力，協調性を含めた舌機能の評価は，非常に重要である.

　VF，VEは嚥下評価においてゴールドスタンダードではあるが，これら（特にVE）は舌の筋力を含めた口腔期の情報を十分に提供しない. したがって，臨床的な評価あるいはトレーニングを行う目的で口腔の筋力を定量的に評価する手段が必要である.

（1）機器と測定

　藤田医科大学では，舌圧をバルーンタイプの機器（JMS）を用いて計測している（図5-56）. この舌圧計測器は，先端に空気を満たして用いるディスポーザブルの口腔プローブ，接続チューブ，記録デバイスで構成されている. 計測は，リラックスした座位の状態で行う. 20kPaの初期圧で満たされた空気が入った圧バルブが舌の中央に置かれ，患者は舌を挙上し，最大筋力でバルーンを硬口蓋に押し付けるよう指示を受ける. そのと

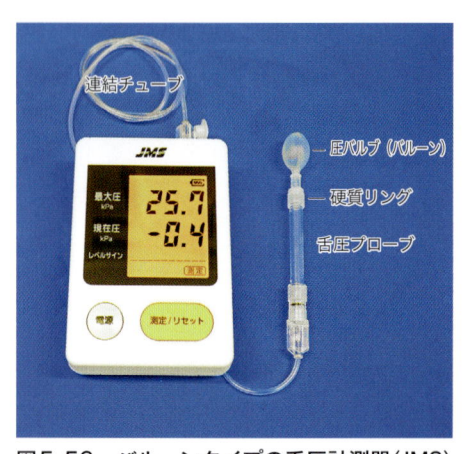
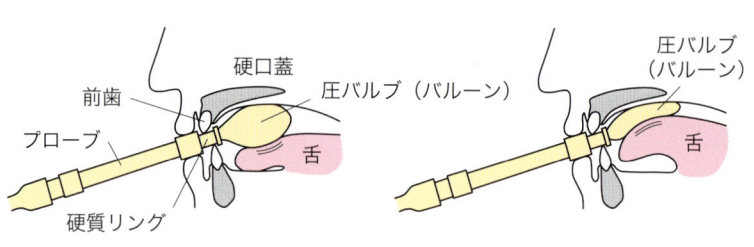

図5-56 バルーンタイプの舌圧計測器（JMS） 図5-57 舌圧計測器の使用方法

きの圧力を最大舌圧として測定する．通常，30秒間の休憩をはさんで6回計測し，6回の平均値を最大舌圧とする（**図5-57**）．舌圧低下をきたす脳血管障害，Parkinson病などの神経変性疾患，頭頸部疾患など多くの患者が対象となる．

　また舌圧計測器は，評価や治療効果の判定のみならず，筋力増強の手段としても使用できる．最大圧や目標圧に到達できているかを視覚的にフィードバックできるため，モチベーションを上げる正のフィードバックとしての役割も果たす．

　また藤田医科大学では，上述のバルーンタイプの計測機器に加え，最新の機器でプレートセンサータイプの計測機器を用いて舌圧を計測する試みを研究目的で開始している．この機器（SwallowSTRONG，SwallowSOLUTIONS社製）には前後左右に四つのセンサーがあり，4点で舌圧を検出する．各センサーにおける局所の舌の圧力を検出するのに優れている．センサープレートは，硬口蓋に直接添付されるため，センサーが舌表面で滑るのを防ぎ，計測の正確性が高くなる．また，付属のタブレットに圧値，圧波形，目標とする範囲が表示され，目標値に達したか否かが成功または失敗でわかりやすく示されるため，より効果的な視覚的フィードバックを提供する．

　こうした新しい機器は，摂食嚥下障害診断に有用なツールであり，摂食嚥下障害の臨床現場で積極的なリハビリテーション戦略を立案するために，また最先端の研究を実施していくために効果的に用いていくことができる．

4 Appendix　その他の摂食嚥下障害スクリーニングツール

　短時間で低コストで実施可能であることは，スクリーニング検査の要件として重要である．最近の二つのレビューでは[8,42]，十分なサンプル数を有し，脳血管障害患者の臨床適用における信頼性と妥当性が検証されているスクリーニングを二つ紹介している．

1.　Toronto Bedside Swallowing Screening Test（TOR-BSST）
2.　Barnes Jewish Hospital Stroke Dysphagia Screen

(1) TOR-BSST[4, 43, 44]

　TOR-BSSTは，脳血管障害患者において信頼性のある摂食嚥下障害スクリーニングツールである．妥当性が高く簡便であり，使いやすい．10分以下で評価可能である[42]．TOR-BSSTは標準化されたトレーニングプログラムを受講した言語聴覚士からトレーニングを受ければ，どの医療従事者（看護師や栄養士など）でも実施することができる．テストは三つのセクションからなる．最初の二つのセクションは口腔の検査（舌の動きと声質），そして三つ目のセクションは一連の水飲みテスト（10回）から成る．一つ目から順番に施行し，不合格になった時点でスクリーニング検査を中止し，言語聴覚士にコンサルテーションする．

　このTOR-BSSTは，高い妥当性を示している．水飲みテストの感度と陰性的中率は，急性期患者では96.35%，93.30%であり，亜急性期患者では80.00%，89.50%である．検者間信頼性も良好で級内相関係数は0.92（95%信頼区間，0.85〜0.96）と報告されている．しかしTOR-BSSTを施行するためには，The SWALLOWING LAB（https://swallowinglab.com/）に有料登録をしてオンライントレーニングを受講する必要がある．

(2) Barnes Jewish Hospital Stroke Dysphagia Screen[45, 46]

　The Barnes Jewish Hospital Stroke Dysphagia Screenは急性期脳血管障害患者を対象としたスクリーニング検査で，ベッドサイドにて2分間で施行できる．内容は意識レベルの評価，構音障害（顔面，舌，口蓋の非対称性，筋力低下）の有無の評価，3-oz水飲みテストをセットで行う．このテストは，VFによる検証で高い感度（95%）を示し，陰性的

中率は94％，特異度は68％である．

Martinoら[9]は，神経疾患患者の摂食嚥下障害検出におけるベッドサイドスクリーニングに関して，他にも系統的レビューを行っており，方法の質が要求水準（妥当性，信頼性，一般化可能性）を満たす下記の二つのスクリーニング検査は，高い感度と中等度の特異度があることを示した．
1. Volume-Viscosity Swallowing Test
2. TOR-BSST（前頁に記載）

(3) Volume-Viscosity Swallowing Test[47]

Volume-Viscosity Swallowing Testは，嚥下の効率性と安全性の低下を示す臨床徴候を検出するためにデザインされた．このテストは三つの粘度（ネクター，液体，プディング）をテストすることにより，安全性と効率性が高い最適な食塊量や粘度を推奨できる．

その他の多くのスクリーニングテストも有効に活用できる．たとえばSuiter & Leder[48]による3-oz水飲みテスト，Traplら[49]によるGugging Swallowing Screen, DePippoら[50]によるBurke Dysphagia Screening Testなどである．スクリーニング検査は施設ごとに異なり，嚥下回数，誤嚥・喉頭侵入のカットオフポイント，食塊の粘度・量などのプロトコールも施設間で異なるのが現状である．現時点では，どの状況でどの方法が最も効果的なプロトコールであるというようなガイドラインやコンセンサスは存在しない．

Part III
治　療

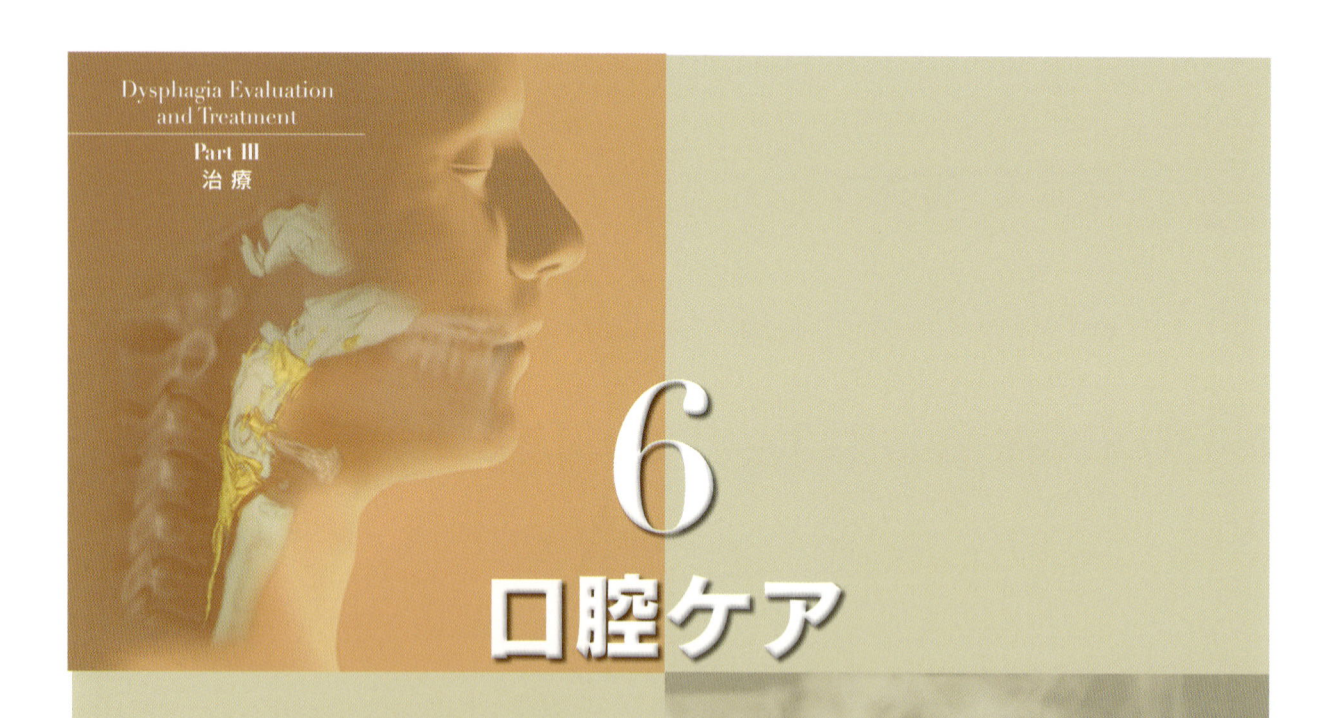

Dysphagia Evaluation
and Treatment
Part III
治療

6

口腔ケア

Introduction

摂食嚥下障害患者は，口腔衛生環境が悪化しやすい状態にある．口腔乾燥と衛生状態の悪化により，口腔内の感度が低下し，口腔細菌数が増大する．これらの病原菌を誤嚥することで，重大な呼吸不全や呼吸器感染症を引き起こす．摂食嚥下障害患者に対する口腔ケアは，誤嚥性肺炎の予防および摂食嚥下リハビリテーションの観点から重要な役割を果たす．

　不良な口腔衛生状態と誤嚥性肺炎発症の関連性については，多くの報告から明らかである[1-2]．口腔ケアにて口腔内細菌を除去し，誤嚥性肺炎を予防することは重要である[3-7]．ADLが自立していない高齢者や摂食嚥下障害患者が安心で安全な食事を摂るためにも，口腔ケアは欠かせない．QOLの観点からも，口腔機能の維持向上は重要な役割を果たしている[8]．

　口腔乾燥は，非経口摂取，意識レベルの低下，または多剤の服用などにより，唾液分泌が減少することで出現する．口腔乾燥は，口腔粘膜炎，食塊形成不良，う蝕，味覚障害など口腔内のさまざまな合併症を引き起こす[9-10]．また，粘膜上の乾燥した汚染物により，口腔感覚が低下し，口腔病原菌が繁殖し，誤嚥性肺炎のリスクを高める要因ともなる[11-12]（**図6-1**）．そのため，嚥下評価や嚥下練習の前に口腔アセスメントを行うことが重要であり，必要があれば適切な歯科治療や口腔ケアを実施する．

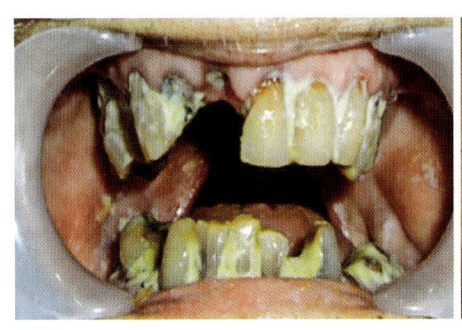

歯面のプラークと歯石

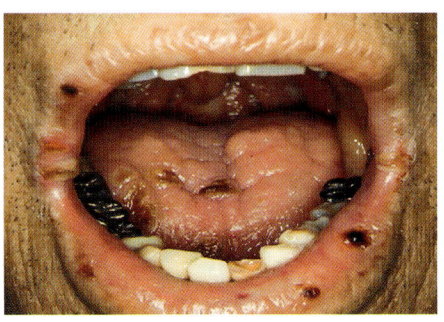

口腔乾燥

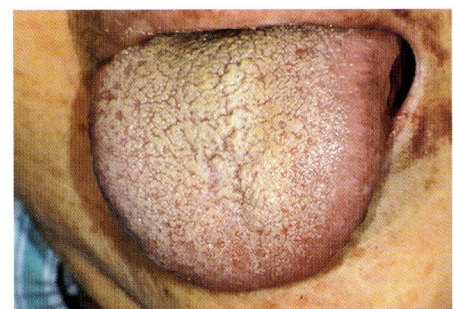

舌苔

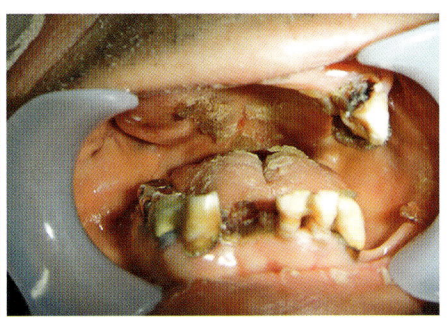

乾燥した痰と剝離上皮

図6-1　摂食嚥下障害患者，高齢者でみられる口腔内の状態

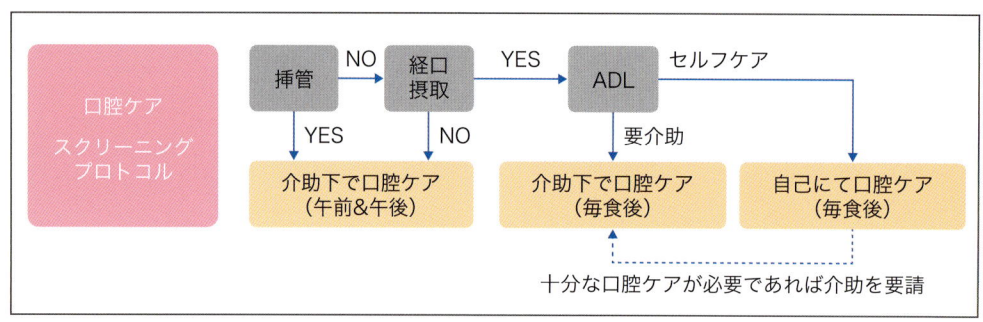

図6-2　藤田医科大学の口腔ケアプロトコル

　歯の欠損と義歯の不適合は，咀嚼の問題を引き起こし，食塊形成と嚥下の協調性を不良にし，摂食嚥下障害を引き起こす要因ともなる．歯周炎や不良な口腔衛生状態は，汚染された分泌物の誤嚥を通して肺炎リスクを高める．経管栄養は，経口摂取による食物の誤嚥を防ぐことができるが，口腔内の汚染された分泌物の誤嚥を防ぐことはできない．経管栄養の期間と誤嚥性肺炎の罹患との関連を調査した報告をまとめたレビューにて，経口摂取の中止は誤嚥性肺炎の予防になりえないことが指摘されている[13]．経口摂取をしていない患者の誤嚥性肺炎を予防するためには，適切な口腔ケアが必須となる．

　また，舌，口唇，軟口蓋など口腔諸器官の運動麻痺などの口腔機能障害を有する場合，咀嚼や送り込みが障害され，口腔残留を生じることがある．これらの機能障害も，結果的に誤嚥リスクを高める要因となりうるため，口腔ケアが欠かせない．

　藤田医科大学では，歯科医師と歯科衛生士が口腔衛生・機能管理において重要な役割を担っている．病棟の口腔ケアプロトコルは，歯科医師，歯科衛生士，摂食・嚥下障害看護認定看護師とともに，病棟看護師（神経内科，総合心療内科，頭頸部外科，呼吸器内科など）により作成されている（**図6-2**）．

　日本語版Oral Health Assessment Tool（OHAT）を用いた口腔アセスメントも適用されている．OHATは，口腔内の評価8項目（口唇，舌，歯肉・粘膜，唾液，残存歯，義歯，口腔清掃，歯痛）を「健全」から「病的」までの3段階で評価する（**図6-3**）．OHATの特徴は，衛生状態の評価だけでなく，義歯の使用状況や破折の有無，う蝕の本数など咀嚼に関連する項目が含まれていることである．通常，病棟看護師がOHATを用いて口腔スクリーニングを行い，OHATスコアが高く，口腔内の精査や集中的な口腔ケアが必要な

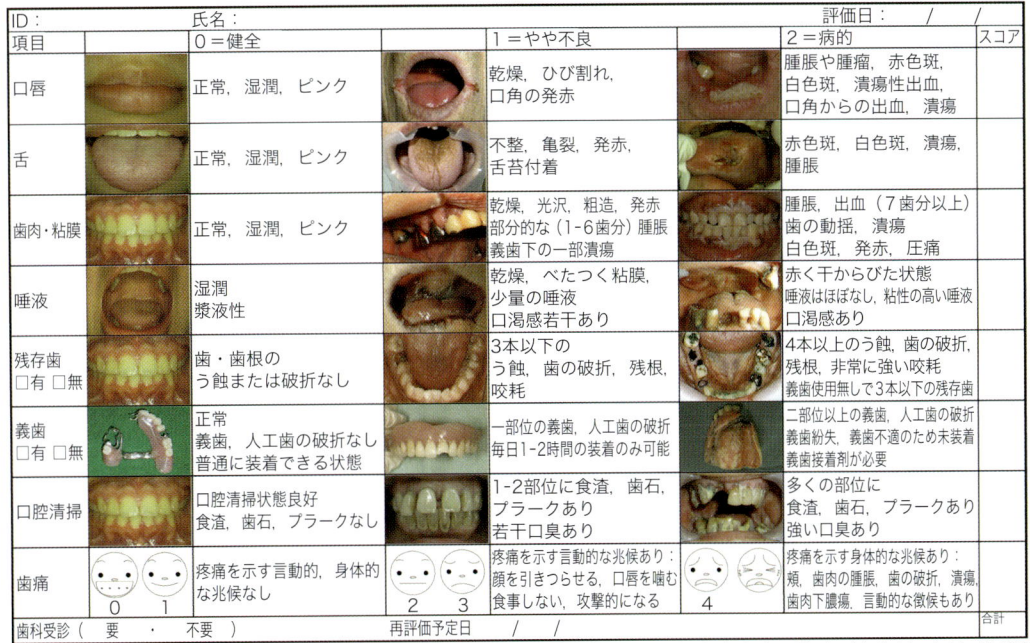

ID：	氏名：				評価日： / /	スコア
項目	0＝健全		1＝やや不良		2＝病的	スコア
口唇	正常，湿潤，ピンク		乾燥，ひび割れ，口角の発赤		腫脹や腫瘤，赤色斑，白色斑，潰瘍性出血，口角からの出血，潰瘍	
舌	正常，湿潤，ピンク		不整，亀裂，発赤，舌苔付着		赤色斑，白色斑，潰瘍，腫脹	
歯肉・粘膜	正常，湿潤，ピンク		乾燥，光沢，粗造，発赤 部分的な（1-6歯分）腫脹 義歯下の一部潰瘍		腫脹，出血（7歯分以上） 歯の動揺，潰瘍 白色斑，発赤，圧痛	
唾液	湿潤 漿液性		乾燥，べたつく粘膜，少量の唾液 口渇感若干あり		赤く干からびた状態 唾液はほぼなし，粘性の高い唾液 口渇感あり	
残存歯 □有 □無	歯・歯根の う蝕または破折なし		3本以下の う蝕，歯の破折，残根，咬耗		4本以上のう蝕，歯の破折，残根，非常に強い咬耗 義歯使用無しで3本以下の残存歯	
義歯 □有 □無	正常 義歯，人工歯の破折なし 普通に装着できる状態		一部位の義歯，人工歯の破折 毎日1-2時間の装着のみ可能		二部位以上の義歯，人工歯の破折 義歯紛失，義歯不適のため未装着 義歯接着剤が必要	
口腔清掃	口腔清掃状態良好 食渣，歯石，プラークなし		1-2部位に食渣，歯石，プラークあり 若干口臭あり		多くの部位に 食渣，歯石，プラークあり 強い口臭あり	
歯痛	疼痛を示す言動的，身体的な兆候なし 0 1		疼痛を示す言動的な兆候あり：顔を引きつらせる，口唇を噛む 食事しない，攻撃的になる 2 3		疼痛を示す身体的な兆候あり：頬，歯肉の腫脹，歯の破折，潰瘍，歯肉下膿瘍，言動的な徴候もあり 4	
歯科受診（ 要 ・ 不要 ）			再評価予定日 / /			合計

日本語訳：藤田医科大学医学部歯科 松尾浩一郎，with permission by The Iowa Geriatric Education Center　　avairable for download：http://dentistryfujita-hu.jp/ revised Jan 15, 2016

図6-3　Oral Health Assessment Tool日本語版（OHAT-J）

場合には，歯科に依頼を行う仕組みになっている．依頼された歯科医師は，歯科治療が必要な場合には治療を実施し，専門的な口腔ケアが必要な場合には，歯科衛生士が口腔ケアを行う．

口腔ケアの手技は以下のとおりである（**図6-4**）．

1. 粘膜の保湿

口腔ケアが必要な患者では，口唇や口腔内が乾燥していることが多い．そこで，はじめにスプレータイプやジェルタイプの保湿剤を使用して口唇や口腔内の粘膜を保湿する．また，乾燥した剝離上皮や喀痰に口腔湿潤剤をスポンジブラシで塗布し軟化させる．

2. 歯面清掃

歯磨圧はあまり強くかけずに，歯面の頬側，舌側を磨いていく．可能ならば，歯間ブラシも併用する．

3. 軟化された汚染物の除去

歯面清掃終了後に，口腔湿潤剤によって軟化された汚染物をスポンジブラシで口腔内の

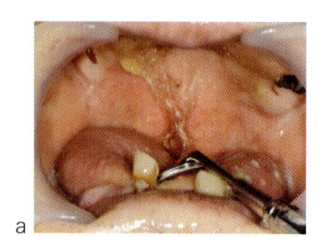
a 口蓋に乾燥した
剥離上皮を認める
（口腔ケア前）

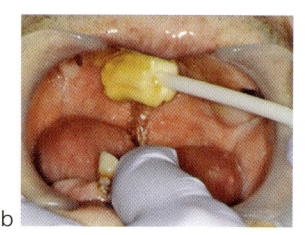
b 浸潤剤を塗布して乾燥
している汚れを軟化

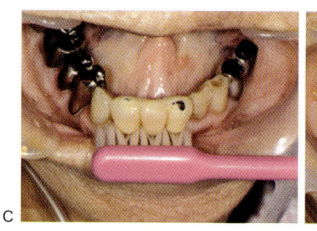
c 歯と歯間を
ブラッシング

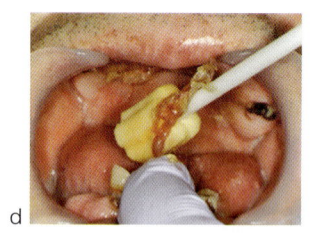
d スポンジブラシで軟化
した汚れを絡め取る

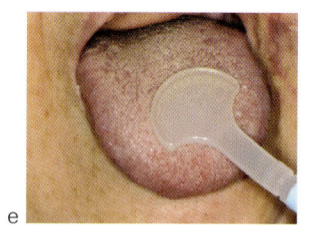
e 舌ブラシで舌を清掃

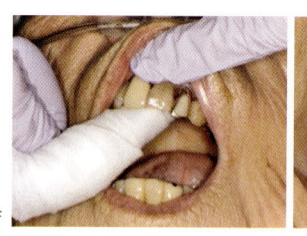
f 口腔内全体をウェットティッシュで拭き取る
湿潤剤を塗布

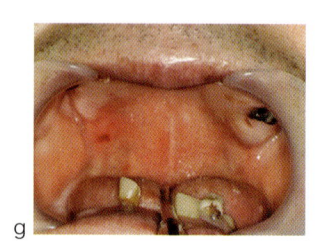
g 口腔内
（口腔ケア後）

図6-4 口腔ケアの手順

奥側から手前方向へ絡めとるように除去する.

4. 粘膜清掃

舌は舌ブラシを使用し，舌背上の味蕾などを損傷しないように，舌の後方から前方へなでるように清掃する．口蓋や他の口腔粘膜の清掃をスポンジブラシで行う.

5. 拭き取りと保湿剤の塗布

口腔ケアによって，口腔内の細菌が唾液と混じり口腔内に溶出するため，口腔細菌数は一時的に増加する．この汚染された分泌物を誤嚥すると肺炎の原因となるので，汚染物はきちんと回収しなければならない．含嗽が可能な患者は含嗽を実施してもらう．含嗽がで

きない場合や誤嚥のリスクが高い場合は，無理に含嗽させずに口腔ケア用のウェットティッシュなどを用いて歯の表面や口腔粘膜などを清拭し，口腔内の細菌を回収する．

6. 保　湿

最後に口唇や口腔内へ口腔湿潤剤を薄く塗布し終了する．

口腔内の衛生状態の悪化は，汚染物の誤嚥，肺炎発症のリスクを高める．しかし，適切な口腔ケアにより誤嚥性肺炎のリスクを低減できる．そのため，口腔清掃プロトコールの開発とケアシステムの運用が，摂食嚥下障害治療において重要な役割を担っていることはいうまでもない．

7
摂食嚥下練習

Introduction

リハビリテーション医学の最大の特徴は，学習を治療に用いる点である．学習は練習の中核的要素である．本章では，はじめにリハビリテーション医学の対応法と運動の原則について述べる．運動学習の基本的な考えを理解することは，適切な練習課題の立案や練習による効果的なアウトカムを導くうえで重要である．そして，このリハビリテーション医学の対応法に基づき，摂食嚥下練習の考え方と対応法を概説する．

　リハビリテーション医学のゴールは活動の再建である．リハビリテーション医学では，このゴールに対して，医学的管理，活動機能構造連関，治療的学習，支援システムという四つの方法論を用いて多面的に対応する（**図7-1**）．

　活動機能構造連関は，生物の機能と構造はその活動レベルに適応して調整されるという原則を意味する．日常活動を制限すると最大筋力はそれに見合った低下を示し，廃用性筋萎縮や筋力低下を引き起こす．その結果，身体機能が低下し，さまざまな病気を生み出す．一方，早期からのリハビリテーションの介入は，不動や廃用を防止し，機能の改善につながる．通常の活動強度より大きな負荷を与えることで，活動に依存して変化する要素（筋力，可動域など）を強化し，機能の改善を目指す（**図7-2**）．過負荷の法則である．

　支援システムは，工学的支援（嚥下調整食，嚥下椅子，歯科的装置など）と社会的支援（社会資源，家族介助，環境など）を意味する．活動を再建するリハビリテーションではこうした道具や環境をも効果的に利用する．

　治療的学習は，練習の中核であり，活動機能構造連関の諸要素と支援システムを統合しながら目標課題の習得を目指す．この過程をとおして能力低下を改善する．

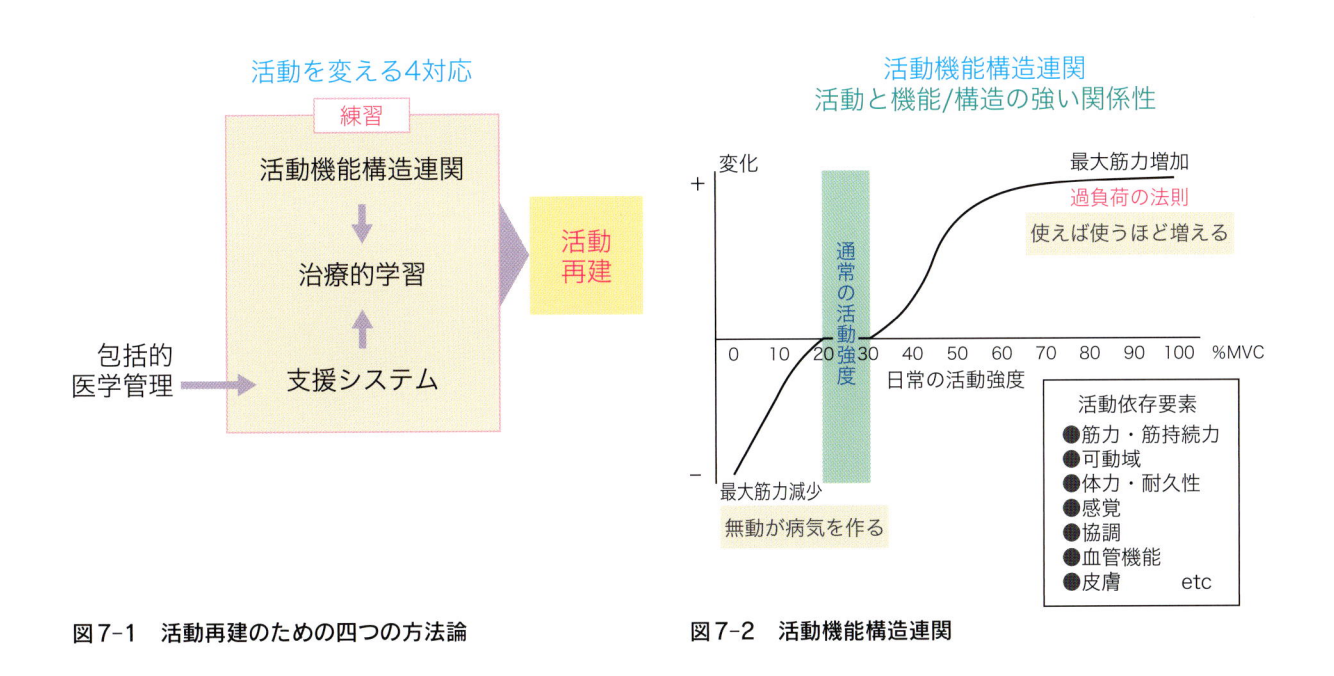

図7-1　活動再建のための四つの方法論　　　　図7-2　活動機能構造連関

1 運動学習の基本的考え方

運動学習は，運動能力が改善され維持されるプロセスを指す．学習は経験や練習に伴う比較的永続的な行動の変化である．前述した方法論のうち，治療的学習を指し，活動依存要素と環境要素を統合しながら，課題をとおして新しいスキルを学習していく過程である．

1 運動学習の要素

学習曲線（**図7-3**）は，練習量（x軸）に応じて達成度（y軸）がシグモイド状に増加するカーブをたどる．練習量を増やすことで，課題の達成度があがり，習熟し，その結果，活動能力が向上する．

課題の習熟に対する学習曲線は，課題の難易度に関連して3相に分けることができる．

困難課題：課題が難しすぎる場合（課題遂行をするための能力が十分にない），練習を続けてもなかなか上達は得られない．その結果，患者はやる気を失い，学習性無気力を作り出してしまう．

最適課題：最適な難易度に調整された課題は，早期の上達を促進する．最適な難易度は成功率が7割程度の課題である．この難易度の課題を練習することで，より効果的なスキル獲得につながる．

容易課題：簡単に達成できる課題はプラトーとなり上達の程度が横ばいとなり停滞する．

練習課題は，成功率が7割程度でなんとか実行可能な課題（限界難易度）に設定することが求められる．

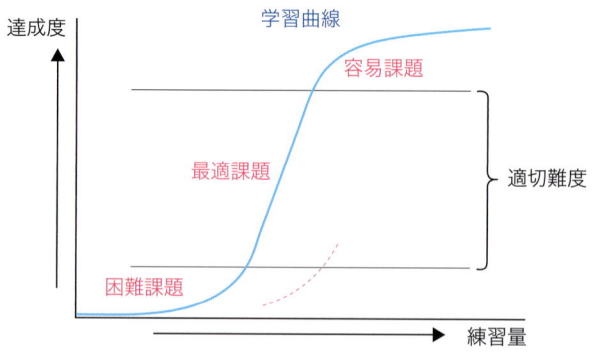

図7-3　学習曲線　課題の難易度における三つの相

　治療的学習で獲得される行動単位は，目的を持っていていくつかの運動から構成されており，「スキル」とよばれる．このスキルの学習過程に欠かせない重要な4要素は，転移性，動機づけ，行動変化，保持/応用である．

(1) 転移性（課題特異性）

　転移性とは，練習課題が目標課題の実行能力を向上させられるかどうかを指す．基本的に転移性は課題特異性であり，練習課題と目標課題の類似性が鍵となる．嚥下の場合，嚥下運動が最も転移性の高い練習となる．

(2) 動機づけ

　動機づけは状況依存的であり，内的強化因子と外的強化因子の両方を考慮する．

(3) 行動変化

　練習によって比較的永続的な行動変化をもたらすための重要な3要素は，フィードバック，練習量/頻度，難易度である．

a. フィードバック

　運動学習の中核であり，フィードバックなしの学習は成立しない．「結果の知識（knowledge of result）」と「パフォーマンスの知識（knowledge of performance）」の二つのフィードバックで成り立つ．

- **結果の知識**は，できたか，できなかったかの結果に関するフィードバックであり，限界難易度課題を導く．たとえば，VFにおける喉頭侵入，誤嚥，咽頭残留の有無がある．
- **パフォーマンスの知識**は，課題実行のストラテジーに関するフィードバックである．たとえば，嚥下調整食，姿勢調整，嚥下手技などが入る．

b. 量（練習量/練習頻度）

　量や頻度はスキル獲得に極めて重要な要素である．繰り返しの練習が運動学習の成功をもたらす．練習の進行具合によって，量を調整していく必要がある．過負荷の法則に基づき，目標の強度に到達したとき，活動依存要素とスキルの獲得につながる．

前述の学習曲線の項で述べたように，課題の難易度はたえず考慮し続けなければならない．最適な練習課題（簡単すぎない，難しすぎない）は目標課題への転移を促す．

(4) 保持/応用

学習とは，獲得したスキルが比較的長期にわたって保持されることを指す．獲得されてもすぐに忘れてしまうスキルは学習とはいわない．行動変化と学習は同義ではない．行動変化したものを学習へと導くためには，練習が必要であり，さらにランダム練習や多様練習など，練習に工夫が必要である．

2 嚥下練習

スクリーニング結果，臨床所見やVFやVEなどの一連の評価を統合して，患者に最適な対応を立案する．当然のことながら万人にあてはまる練習はない．個々の摂食嚥下障害のメカニズムを理解することではじめて，病態にあった練習法が導かれ，効果的な治療計画につながる．治療法を立案する際は，下記の点を考慮する必要がある．

・診断結果
・一般身体状態（安定/不安定，医学的状況，認知状態）
・嚥下能力
・栄養状態（栄養摂取方法，量，時間）
・以前の嚥下評価と治療法および最新の嚥下評価
・介護者と社会的サポート

こうした情報が治療的介入の計画や嚥下リハビリテーションのゴール設定に役立つ．

嚥下練習は間接練習・直接練習という分類がおもになされる．この分類は，食物を使わないで嚥下を練習するか食物を用いて嚥下を練習するかの二分法であり，おもにリスクの視点から分けられたものである．前述したように，リハビリテーションのゴールは活動の再建であり，嚥下では「食べる」活動を再建することが最終的なゴールとなる．この活動再建の枠組みから嚥下練習を捉えなおすと，嚥下練習は大きく①「要素別練習」（活動機能

表7-1　嚥下練習

要素別練習 （活動機能構造連関）	課題指向的練習 （治療的学習）
口腔期 * ・舌可動域練習 ・舌抵抗練習（筋力増強） 　1．舌尖挙上 　2．舌背挙上 　3．舌捻転 ・舌巧緻性練習	促通法 ・Thermal-tactile stimulation 　（前口蓋弓冷圧刺激） ・K-point 刺激 ・バルーン拡張法
咽頭期 ・Shaker エクササイズ ・舌根後退練習 ・前舌保持嚥下	課題調整法 ・嚥下手技 　1．Supraglottic swallow 　2．Super-supraglottic swallow 　3．Mendelsohn 手技 　4．Effortful swallow ・姿勢調整 ・食形態
その他 ・呼気筋力増強練習	

＊必要に応じて口唇，下顎，頬の可動域・抵抗・巧緻性練習も実施

構造連関）と②「課題指向的練習」（治療的学習）の二つに分類される．

　要素別練習は，諸器官の可動域拡大，筋力増強，筋の持久力増大，協調性の改善など，活動依存要素の強化を行う．「課題指向的練習」は，学習をとおして活動依存要素を目的行動である「食べる」ことに統合していく練習である．この練習では「食べる」練習をすることに焦点が置かれ，最適な難易度の課題を用いて練習を行う（**表7-1**）．

　治療法の選択は，正確な診断や評価に基づいて行われる．VFやVEなど画像評価によって機能障害を特定したうえで，治療法を決定することが重要である．

■1 要素別練習

　要素別練習では，嚥下機能の前提となる神経筋のコントロールにターゲットがあてられる．活動機能構造連関の原理を理解することで，嚥下治療の効果を適切に理解することができる．改善すべき嚥下機能に対して，その機能に必要な諸器官を考え，その諸器官にア

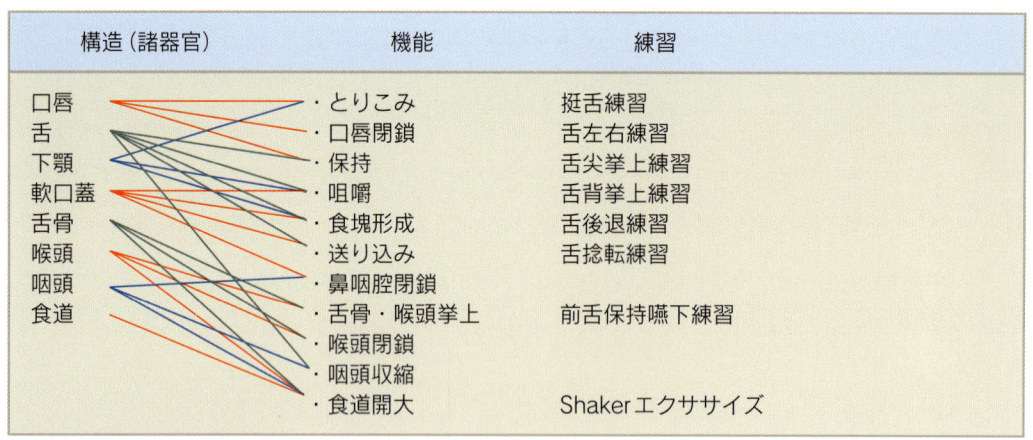

構造（諸器官）	機能	練習
口唇	・とりこみ	挺舌練習
舌	・口唇閉鎖	舌左右練習
下顎	・保持	舌尖挙上練習
軟口蓋	・咀嚼	舌背挙上練習
舌骨	・食塊形成	舌後退練習
喉頭	・送り込み	舌捻転練習
咽頭	・鼻咽腔閉鎖	
食道	・舌骨・喉頭挙上	前舌保持嚥下練習
	・喉頭閉鎖	
	・咽頭収縮	
	・食道開大	Shakerエクササイズ

図7-4　構造と機能の関係

プローチをしていく．機能と諸器官の関係性を明らかにすることができれば最適な治療計画の立案が可能である．諸器官と機能の関係は1対1ではなく，通常一つの機能は複数の諸器官の運動からなる（**図7-4**）．さらに症状は，複数の機能障害にまたがっていることがほとんどである．必然的に練習の対象となる諸器官の運動は多数にわたる．しかし，すべての練習を限られた時間内に同時に行うことは困難であり，たとえ全部行っても，一つひとつの運動量が不十分で十分な効果が得られなくなる．そのため，評価し問題となっている症状から機能障害を抽出し，優先順位の最も高い練習から開始する．さらに常に適切な負荷量（強度，回数，頻度）を考慮し，練習時間だけでなく，自主トレーニングで十分な練習量を確保する．適宜，再評価にて練習効果を評価し，練習内容と負荷量を再検討する必要がある．

(1) 口腔期の要素別練習

諸器官：下顎，口唇，頬，舌

機能：食塊とりこみ，咀嚼，食塊形成，食塊送り込み

練習：可動域，筋力増強（抵抗と持続），協調性

口腔期要素別練習の鍵となる最も重要な器官は舌である．舌は食塊の取り込み，保持，咀嚼，食塊形成，送り込みなど口腔期の機能すべてに関与する．それゆえ，舌の運動練習は嚥下機能改善に不可欠であり，p.120以降のAppendixに示すさまざまな舌運動が必要

となる.

　舌の可動域練習は，食塊操作全般の基本となる．上下，左右，前後のすべての方向の運動が重要である．それぞれの練習を最大可動域で実施し，最大到達点で1秒程度保持する．それぞれの運動で可動域が得られるようになったら，筋力増強に移行する.

　筋力増強練習では，訓練の効果を得るために相応の負荷を加え，一定時間以上の運動を行う必要がある（過負荷の法則）．最適な負荷量を満たすために，運動の強度，持続時間，頻度を適切に調整する．舌尖挙上，舌背挙上，舌捻転運動を練習する（Appendix 参照）．舌の筋力増強のトレーニング用に開発された道具を活用することも有効である（p.122，舌圧装置，ペコパンダ参照）.

　運動に筋力は不可欠であり筋力増強は重要であるが，単に増強するだけでなく常に動作の改善を意識しなければならない．食塊を効率よく咽頭に輸送していくためには，個々の器官の可動域や筋力に加え，運動の協調性が必要である（p.124，Appendix「口腔の協調性練習」参照）．協調性の練習では，機能の改善にあわせて徐々に速度を速めて行えるよう練習する.

(2) 咽頭期の要素別練習

　諸器官：舌根，舌骨，咽頭，喉頭，UES
　機能：舌骨喉頭挙上，喉頭閉鎖，咽頭収縮，UES開大
　練習：Shakerエクササイズ，舌根後退練習，前舌保持嚥下

　咽頭期の要素別練習は，機能ごとに推奨される練習法が定まっており，口腔期ほど機能と練習法の関係が複雑ではない.

a. Shakerエクササイズ─舌骨喉頭挙上，UES開大

　等尺性と等張性の頭部挙上運動によって舌骨上筋群（オトガイ舌骨筋，顎二腹筋前腹，顎舌骨筋）を強化して，甲状舌骨筋の短縮を促進させる．それにより舌骨喉頭前上方挙上を改善させ，食道入口部の開大を改善させる運動である[2]．舌骨喉頭挙上が不良で食道入口部開大が不十分な症例が対象となる．Shakerエクササイズによって梨状窩残留や嚥下後誤嚥が軽減したという報告や[3]，6週間継続することで，UESの開大前後径が拡大し，舌咽頭のintrabolus pressureが減少したという報告などがあり，その効果が示されてい

る[4]. 原則として，休憩をはさみ1分間保持（等尺性）3セットと30回連続（等張性）を1日3回，6週間継続して行うが，負荷が大きすぎて困難な場合が多いため，患者の筋力に応じた持続時間と回数およびセット数を設定し，漸次的に増加していくことが重要である.

Shakerエクササイズと同様に舌骨上筋群を強化できる運動として，最大開口位で開口を保持する持続練習などが提唱されている[5]（p.126参照）. Shakerエクササイズを行うことができない患者（気管切開患者，頭頸部の筋が極度に弱い患者，頸部の可動域制限がある患者，頭部挙上困難な患者）に有効である.

b. 舌後退練習—咽頭収縮

嚥下中，舌根は後退し，咽頭壁と接触し食塊を送り込む駆動力になる. それゆえ，舌根部の後退運動は，咽頭内のクリアランス，特に喉頭蓋谷のクリアランスに重要な役割を果たす. 舌後退練習は，舌根部の後方運動を強化して，咽頭壁との接触を強化する訓練である（p.126参照）.

舌根を後退させる運動はわかりにくい運動である. 患者がうまく理解できない場合や指示が困難な場合は，①患者の舌尖をガーゼで軽くつかみ前方へ引く，②引く力に抵抗して後方へ引かせることを繰り返す，③数秒間舌を後方に引いたまま保持させる，というように徒手的方法を用いる. 筋力に応じて抵抗の力や持続時間，回数を調整していく. また，「強くうがいをする」「あくびをする」という教示にて舌後退練習を行うことも可能である[6].

c. 前舌保持嚥下—咽頭収縮

前述のように舌根の後退と咽頭収縮により，舌根と咽頭壁が接触し食塊の駆動力が作られ，食塊は咽頭から食道へと送り込まれる. 舌根と咽頭壁の接触が不十分な場合，咽頭上部や咽頭後壁，喉頭蓋谷に残留を呈す.

前舌保持嚥下は舌をアンカーし，その代償として咽頭壁の前方移動を促すことで上咽頭収縮を増強させる練習である（上咽頭収縮筋）. 舌根と咽頭の接触が改善される[7-9]（p.127参照）. 喉頭蓋谷を中心とする咽頭残留を認める症例が対象となる.

具体的な手法は，挺舌し，舌尖部を上下切歯で軽く嚙むように保持し，そのまま空嚥下をする. 食物を用いると咽頭残留の増加，気道閉鎖時間の短縮，咽頭期嚥下の惹起遅延など安全性を低下させることが示されており，食物は用いないで実施することが原則である[10].

(3) その他の練習

a. 呼気筋力増強練習 (Expiratory Muscle-Strengthening Exercise)

呼気筋は呼吸，発声，構音時に作用すると同時に，嚥下時にも防御反応としての咳嗽など，気道防御に欠かせない．咳は相応の呼気や声門下圧の調整によって産生され，食物の誤嚥を防ぐ．

呼気筋力増強練習 (Expiratory Muscle-Strengthening Exercise；EMST) は，呼吸と嚥下に共通に働く神経・筋群を直接的にトレーニングすることで，呼気圧だけでなく嚥下機能改善をはかることができる (転移) と報告されている．目的は，最大呼気圧や咳の力や声門下圧を強化し，嚥下と呼吸との協調を改善し，誤嚥や喉頭侵入のリスクを軽減させることである[11,12]．

藤田医科大学では，気道のクリアランス改善目的にPortex Acapella (Smiths Medical Inc.) と Threshold positive expiratory pressure device (CHEST M. I. Inc.) を用いて練習を行うことが多い．呼気抵抗をかけながら，呼気練習を行い，呼気陽圧と気道内の振動をおこさせることで気道内の分泌物を吐き出しやすくする (p.127参照)．

② 課題指向的練習

課題指向的練習では，活動依存要素と支援的システムなど環境要素を統合しながら実際の「食べる」を練習し，食べる能力を改善する．この練習では，運動学習が中核となる．学習において，目標課題に到達できるか否かは，課題の難易度によるところが大きい．できない課題はいくら練習してもできるようにならないからである．

難課題に対しては，促通法と課題調整法で対応できる．促通法は，一時的にできる状態に変える方法である．課題調整法は，目標課題に類似したより易しく，かつ練習していくことで目標課題に転移していける課題を提供する方法である．

実際は，促通法と課題調整法の両方を組み合わせて最も効果的な練習を組み立てる．

(1) 促通法

促通法は一時的に患者の能力を変え，できない課題を一時的にできるようにすることである．摂食嚥下リハビリテーションでよく用いられる方法は，Thermal tactile stimula-

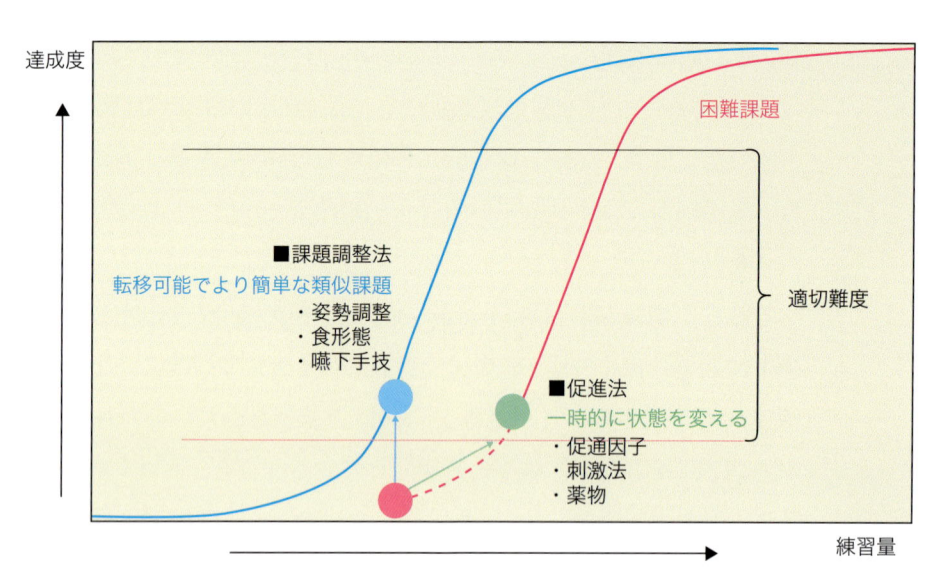

図7-5　難易度パラドクス克服のための2方法

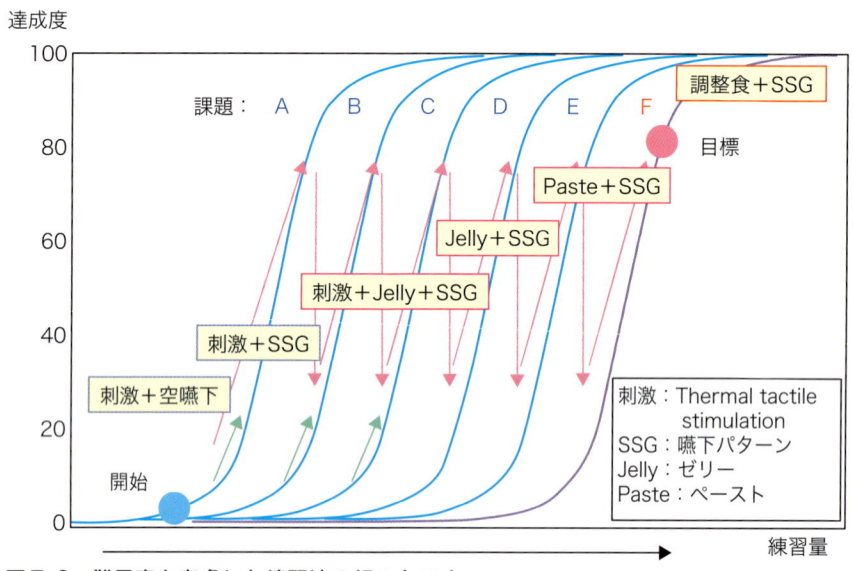

図7-6　難易度を考慮した練習法の組みたて方

tion（前口蓋弓冷圧刺激），K-point刺激，バルーン拡張法である．

a. Thermal tactile stimulation（前口蓋弓冷圧刺激）[3, 6, 13]

　舌咽神経支配の前口蓋弓に冷圧刺激が加わると，嚥下を誘発するための感受性が高まり，嚥下反射惹起の閾値を一時的に低くする．嚥下反射惹起不全にて誤嚥を呈する症例に

適応でき，臨床的によく用いられる．冷たい機械的刺激が嚥下のための口腔感覚を高め，刺激誘発性の皮質の可塑性により中枢神経系のシステムを変えると考えられている．そして刺激なしで自発的に嚥下する嚥下の反射惹起時間短縮を目指す．

刺激の部位は，前口蓋弓が最も嚥下誘発に有効といわれている（p.128参照）．左右で嚥下の誘発のされ方が異なる場合は，嚥下が誘発されやすい側を中心に上下方向に圧を加え，左右差がない場合は両側で実施する．舌根や舌後方や咽頭後壁や軟口蓋など前口蓋弓以外も軽くなでたり押したりして嚥下反射を誘発する方法にアイスマッサージがあり，ともによく用いられる．

b. K-point刺激（図7-7）[14]

K-point刺激は，小島によって提唱された嚥下の促通法である．K-pointは，臼後三角後縁のやや後方の内側に位置する．ここに指や綿棒やKスプーンで軽い触圧刺激を加えると，咀嚼様運動に続き嚥下反射が誘発されることがある．K-point刺激により嚥下を繰り返し練習することで効率のいい嚥下の再学習につながる．K-point刺激に対する反応は病的反射の一つであり，仮性球麻痺患者に高率にみられる．また，K-pointに触れられると，咀嚼様の動きと嚥下の促通に加え，開口が促される．

日本では，K-point刺激用のKスプーン（あおよし製作所）が市販されており，臨床で広く用いられている．嚥下反射の惹起遅延がある症例に，Kスプーンで食物を舌背上に置き，スプーンを引いてくるときにK-pointに触れながら引いてくると，その後の嚥下をス

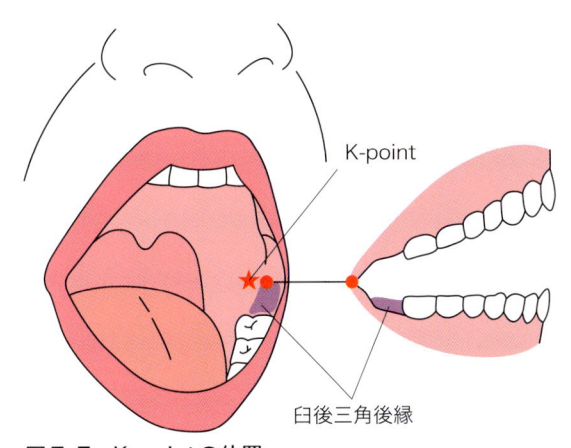

図7-7　K-pointの位置
臼後三角後縁のやや後方内側に位置する．

ムーズにさせることができる場合もある. また咀嚼中に口腔の動きが止まってしまった場合, K-pointを触れると嚥下運動が再開されることもある.

c. バルーン拡張法

バルーン拡張法は1997年に最初に報告された, 食道入口部開大不全に対する低侵襲の治療法であり, 特に梨状窩残留を多く認める例に広く適応されている[15-17]. この手技は安価で低侵襲で安全であり, 有効な方法である. 拡張したバルーンで輪状咽頭部とそのまわりの組織を機械的に押し広げることで, UESの開大を促進し食塊通過を改善する. また嚥下と同期させ, 拡張したバルーンを引き抜いてくることで, 嚥下中の咽頭収縮とUES開大の協調性の再学習にもつながるといわれている[16, 17](p.129参照).

藤田医科大学では, バルーン拡張法は初めにVF下で実施し(図7-8, 9), 即時効果の有無を評価し, 適応と導入を判断する. 同時にバルーンを拡張させる有効な位置およびバルーンへの空気注入量を決定する. 即時効果の判断には, バルーン拡張前後で同じ条件(食塊, 姿勢)によるUESの食塊通過の程度および咽頭残留を評価する. 即時効果がみられ, また患者がバルーン拡張に十分耐えうると判断したら, 言語聴覚士によって臨床場面でも実施する. 訓練場面では状態に合わせ, バルーンへの空気注入量を増やしていき, バルーンを拡張させる位置についても適宜再評価し, 調整していく.

バルーンは, 球形の尿道バルーンカテーテルを用いる(Foley, 12～14Fr)ことが多い. しかし, 尿道バルーンは, 安価で入手しやすい反面, ①バルーンの形状が食道入口部拡張に適さず, 十分な拡張が得にくい. 持続拡張は困難である, ②カテーテルの材質が軟らかいため, 施術に慣れないと挿入しにくい, ③透視下でバルーンの位置を確認しにくい, ④透視下でバルーンを透視できるように事前に準備が必要である, などの問題点を有する. 藤田医科大学では, これらの問題点に配慮した食道入口部専用のダブルバルーンカテーテル(食道拡張用バルーンカテーテル, クリエートメディック株式会社)を開発し, 臨床場面で用いている. このバルーンカテーテルはアンカーバルーン(内側)と拡張用バルーン(外側)の2層構造になっている. アンカーバルーンはUES狭窄部でカテーテルを固定する役割を果たし, カテーテルが適切な位置で固定された後に, 外側の拡張用バルーンを拡張する. 拡張用バルーンは楕円状に拡張され, 効果的に狭窄部を広げることができる. アンカーバルーンの上側(口側)に透視リングがついており, バルーンの位置を透視下で確

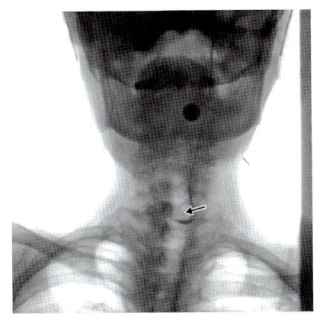

図7-8 バルーン拡張法 VF
前後像
球状バルーン（矢印）にてUES
狭窄部を拡張.

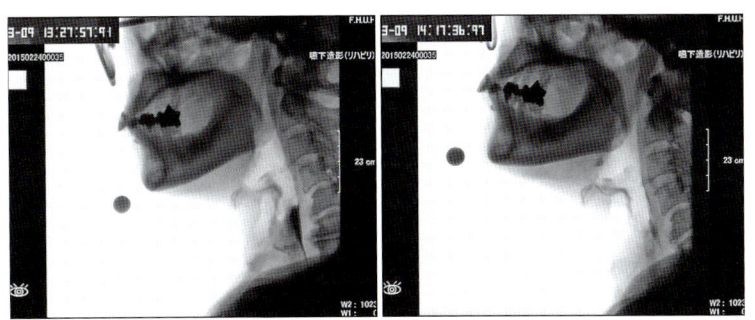

図7-9 バルーン拡張法の効果 VFの側面像
（左）バルーン拡張法前. 嚥下後の梨状窩残留を認める.
（右）バルーン拡張法後. 嚥下後の残留をほとんど認めない.

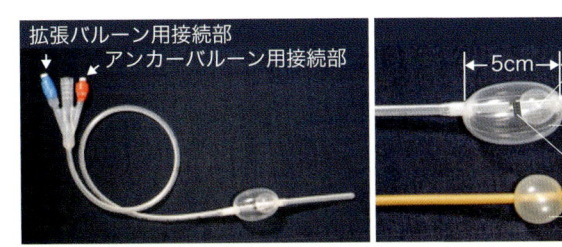

拡張バルーン用接続部
アンカーバルーン用接続部

アンカーバルーン 球状
空気注入量〜5mL
拡張用バルーン 楕円形
空気注入量〜20mL
透視マーカー
尿道バルーン

図7-10-1 食道入口部ダブルバルーンカテーテルと尿道バルーンカテーテル

認することができる. アンカーバルーンには最大5mL, 拡張バルーンには最大20mLの空気を注入できる（**図7-10-1, 2**）.

（2）課題調整法

　課題指向的練習では, 限界難易度の課題を繰り返すことで, 課題に習熟し, 目標課題への転移を促進する. 難易度の調整は嚥下手技, 姿勢調整, 食形態の調整で可能である.

a. 嚥下手技（p.132-134, Appendix参照）

　嚥下運動の一部を随意的に調整し嚥下方法を変え, より安全な嚥下を促進する目的で実施する. 嚥下手技には, Supraglottic swallow（SGS）, Super-supraglottic swallow（SSGS）, Mendelsohn手技, Effortful swallowの四つがある. 随意的な運動調整が比較的容易にできる症例では, VF評価中に手技を教え, その場で手技の効果を確認できる. しかし多くの場合, 手技の獲得は容易ではなく, 習熟するためには繰り返しの練習が必要である. 最

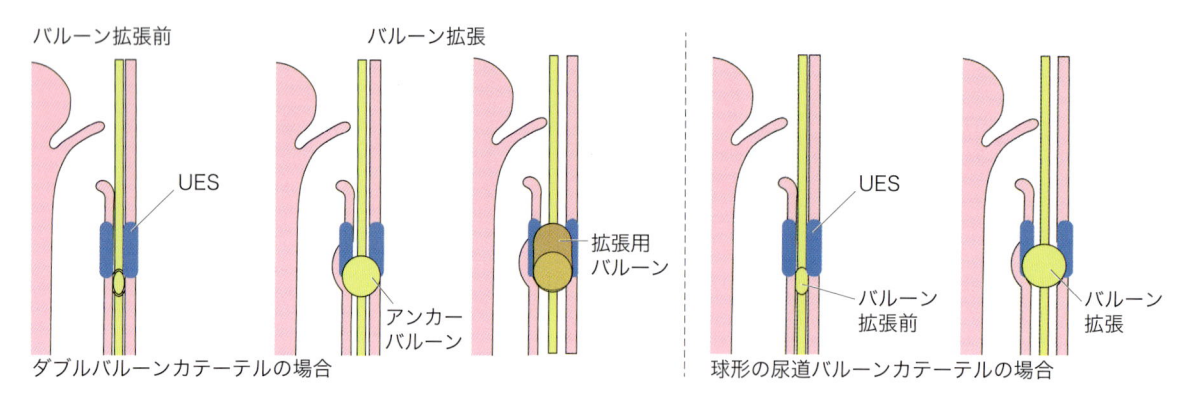

バルーン拡張前　　　バルーン拡張

UES

拡張用
バルーン

アンカー
バルーン

ダブルバルーンカテーテルの場合

UES

バルーン
拡張前

バルーン
拡張

球形の尿道バルーンカテーテルの場合

図7-10-2　食道入口部ダブルバルーンカテーテルと尿道バルーンカテーテル

初は，空嚥下で練習し，できるようになったら実際の食物を用いて練習する．また嚥下手技は，食事中に効率性と安全性を高めるために用いることもある．手技の獲得にフィードバックは不可欠である．とくにVEやVFを用いたビジュアルフィードバックは学習を促進し，また手技の有効性の確認に有効である．

①Supraglottic and Super-supraglottic swallow

嚥下前・嚥下中の喉頭閉鎖を確実にして気道を防護する．嚥下中の喉頭閉鎖の遅延または不全によって嚥下前・嚥下中誤嚥を呈する患者が対象となる．

喉頭閉鎖は声帯閉鎖，仮声帯閉鎖，披裂と喉頭蓋喉頭面の接触，喉頭蓋反転で成り立つ．どちらの手技も息を止めることで早期の喉頭閉鎖を促し，安全な食塊移送を実現させる．嚥下前から嚥下中にかけて息を止めることで声帯閉鎖と披裂の内転を導くが，Super-supraglottic swallowはより強い閉鎖が必要である．強く息を止めることで，声帯閉鎖に加え，仮声帯の内転および披裂と喉頭蓋喉頭面の接触を促し，より強固な喉頭閉鎖を作り出す．また誤嚥を防ぐと同時に，嚥下後の咳嗽にて誤嚥した食塊を喀出する効果がある．

②Mendelsohn手技

喉頭挙上を随意的に調整し，喉頭挙上量と挙上時間を増加させ，それによる食道入口部の開大幅と開大時間の増加を促進させる[22-23]．また咽頭収縮時間を延長させる[24]．これにより，諸器官の運動タイミングの協調性を改善させ，咽頭のクリアランス能力を改善させる効果がある[25,26]．さらに練習を継続することで，舌骨喉頭挙上筋群の筋力増強練習にも

なる．手技の理解や獲得は難しいため，見本をみせながら喉頭が挙上する状態を手で触ってもらい，理解を促す．喉頭挙上と挙上位の保持は，表面筋電図を用いてフィードバックをかけることも有効である（p.133参照）．

③Effortful swallow

舌根部の後方運動を強化し[27-30]，嚥下中の咽頭収縮の程度を大きくする[31]．生理学的には咽頭圧を高め，咽頭から食道への食塊の移送を促進する効果がある．舌根部の後方運動が弱く食塊が喉頭蓋谷に残留する例が適応となる[6]（p.134参照）．

b．姿勢調整

姿勢調整によって嚥下課題の難易度を調整できる．姿勢調整の重要な原則は，重力を利用することと空間を操作することである．この二つの原則にて食塊の通過経路と通過速度を変化させ（**図7-11**），誤嚥や咽頭残留を軽減させ，安全で効率性の高い嚥下を実現させる．しばしば食形態の調整と併せて行い，誤嚥の軽減をはかる．姿勢の検討はVFやVEなど画像評価下で行い，最適な姿勢調整を決定することが望ましい．姿勢調整にはリクライニング位，頭部回旋，体幹回旋，頭部・頸部・複合屈曲がある．

①リクライニング位[32,33]

床面に対する体幹の角度をリクライニングさせ，重力を利用した調整で食塊の移送速度を変化させる．リクライニングによって，口腔から咽頭は傾斜がつき，重力がより作用して食塊を口腔から咽頭に送りやすくなる．一方，咽頭から食道は急傾斜が緩やかな傾斜となり，重力の影響が小さくなる．食物移送はゆっくりになり，下咽頭への食塊到達が遅くなる．また構造の位置関係も変化する．気管が上，食道が下になり，誤嚥が起こりにくい姿位となる．また下咽頭に残留した食塊をより安全に保持することができ，反復嚥下によって残留を軽減させ，嚥下後誤嚥の低下につながる．

口腔期の障害を認め，舌による食塊の送り込みが低下している例や嚥下反射の惹起遅延があり，急な食物の移送に対し嚥下が間に合わない例に有効である．

リクライニング角度は患者の症状によって選択される．脳血管障害の摂食嚥下障害患者を対象として，座位，60度仰臥位，30度仰臥位を比較した研究報告で，30度仰臥位でもっとも誤嚥が少なかったという報告から，重度の摂食嚥下障害患者にはリクライニング

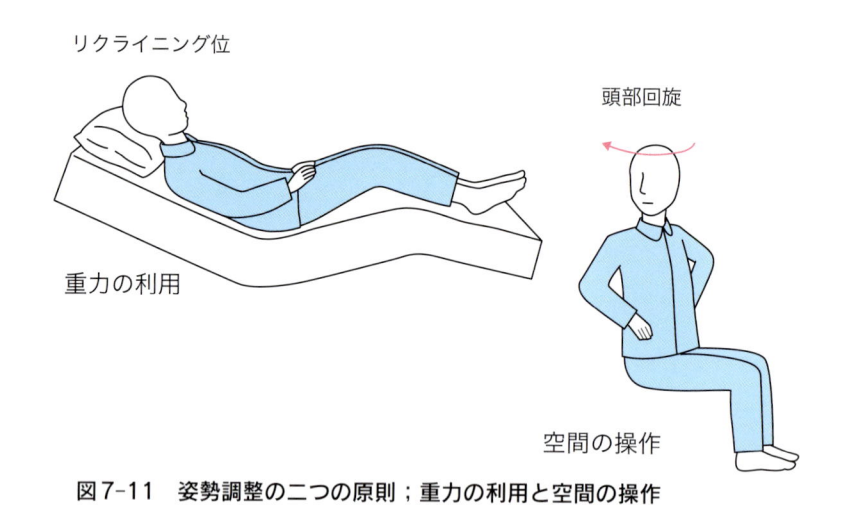

図7-11 姿勢調整の二つの原則；重力の利用と空間の操作

位を適用することが多い．嚥下の状態に合わせ，除々に座位姿勢へと近づけていく．このように一般的にリクライニング位のほうが座位より誤嚥が少ないといわれているが，全例にあてはまるとは限らない点に注意が必要である．口腔期障害でも食塊保持が不良な例では，液体など物性によっては咽頭へ早期に流れ込むリスクが高くなり，逆に誤嚥の危険を高めることになり，座位のほうが安全な場合もある．臨床的観察やVFで嚥下障害の病態を十分に評価したうえで，最も安全で効果的な仰臥位角度または座位を選択する．またリクライニング位によって，頭頸部が伸展し，誤嚥のリスクを高めることがあるため，頭頸部を枕で支えるなどして，安定した姿勢づくりに留意する．

②頭部回旋

頭頸部を左右いずれかに回旋させて，空間を操作する姿勢調整である．回旋することで回旋側の下咽頭が狭くなり，反対側の下咽頭が広がり，広くなった咽頭側に食塊が移送されやすくなる．食塊を機能のよい側の咽頭腔に誘導することで，誤嚥や咽頭残留を軽減させる[34,35]．咽頭機能に左右差がある場合や一側性の喉頭不全や喉頭閉鎖不全，UES開大不全がある場合が適応となる．

頭部回旋時に頭部が伸展していると十分に回旋側の下咽頭が狭くならないため，「左斜め下/右斜め下を向きましょう」と回旋とともに屈曲位を指示したほうがよい（図7-12）．VFやVEで咽頭腔の変化，食塊の輸送方向を確認し，適切な回旋側と回旋・屈曲程度を

確認することが望ましい.

③リクライニング位と体幹回旋

重力も利用し, 空間も操作したい場合, リクライニング位と頭部回旋を単純に組み合わせる (図7-12). 本来は回旋側の反対側に食塊を誘導したいのに, リクライングによる重力で食塊が回旋側に誘導され, 誤嚥のリスクを高めてしまう (図7-13, 14). これを避けるために, 回旋の反対側が下になるように体幹を回旋させることを検討する必要がある. たとえば, 左咽頭に食塊を誘導したい場合でかつリクライニングが必要な場合は, リクライニング位+頭部右回旋ではなく, リクライニング位+体幹左回旋位を調整する (図7-13).

つまり, 誤嚥や咽頭残留軽減のために重力と空間操作の両方が必要なときは, リクライニング位と頭部回旋ではなく, リクライニング位と食塊を誘導したい側への体幹回旋を調整しなければならない. 図7-15の左の図では, 体幹を右回旋させることで食塊は効率よく回旋した右側の咽頭に移送され, さらに頭部が正中を向いていることで右の梨状窩が拡大され, 食塊を右梨状窩, 食道入口部に誘導しやすくなる.

このような複合姿勢は理論的には有効であるが, 実際に臨床場面で調整しようとすると, 姿勢調整に時間がかかるうえに姿勢が崩れやすく, 腰や肩の痛み, 疲労を招きやす

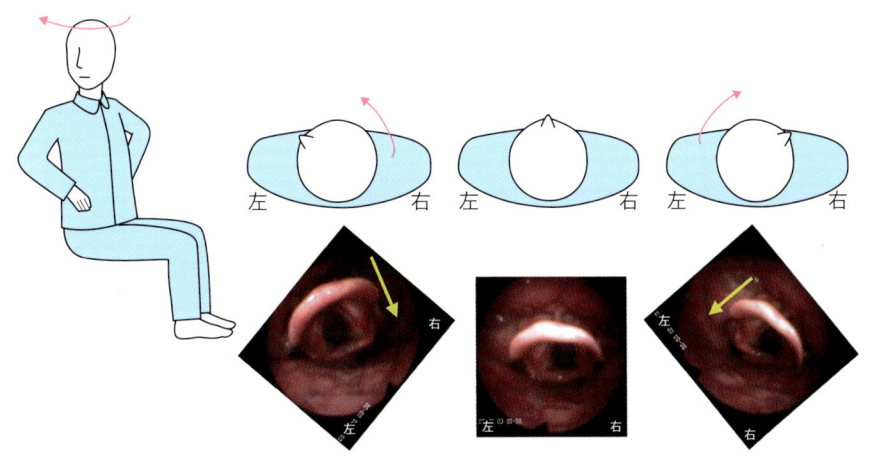

図7-12　頭部回旋による咽頭腔の変化 (VE画像)
(左) 左頭部回旋. 右の下咽頭が広がり, 食塊が右側に誘導されやすくなる.
(中央) 頭部正中. 左右の下咽頭はほぼ同じ広さである.
(右) 右頭部回旋. 左の下咽頭が広がり, 食塊が左側に誘導されやすくなる.

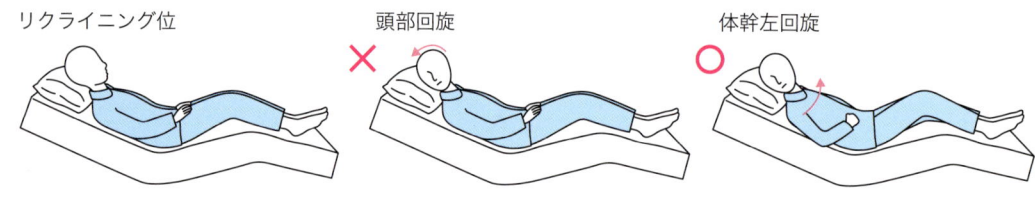

リクライニング位　　　　　頭部回旋　　　　　体幹左回旋

図7-13
（左）リクライニング位.
（中央）リクライニング位＋頭部右回旋：頭部右回旋にて右の下咽頭は狭まるが，重力が右方向に働くため食塊は狭くなった右側へ移送されやすくなり，誤嚥のリスクを高める.
（右）リクライニング位＋体幹左回旋：体幹を左に回旋することで重力は左に働き，食塊は左に誘導される.

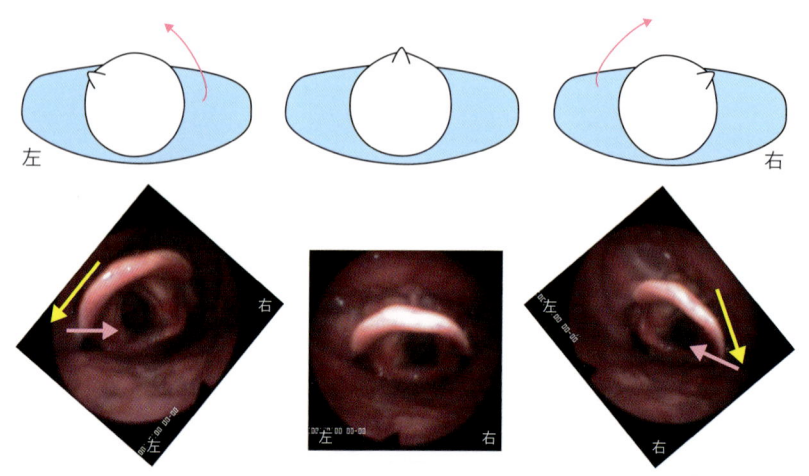

図7-14　リクライニング位と頭部回旋位による咽頭腔の変化（VE画像）
頭部回旋側が下側になり，重力で食塊は狭くなった回旋側に誘導されやすくなる.

い．また，毎度正確に同じ姿勢を調整することは困難である．こうした調整の困難さで姿勢調整の効果が低減したり，疲労や痛みで患者の能力を十分に引き出せなくなるなどの悪影響にもつながる．この問題を解決するために簡単に姿勢調整が行え，快適な姿勢を調整でき，さらにVFによる評価から訓練・実際の食事場面の全場面で用いることができ，全場面において同じ姿勢を調整できる椅子Swallow Chair（東名ブレース）が臨床場面で用いられている[36]（**図7-16**）．この椅子を用いれば，前述したリクライニング位・体幹回旋などの複合姿勢も簡単に調整することができる．さらに付属品の頭部枕や三角クッションによって，より正確で快適で安定した姿勢を調整できる[37]（**図7-17**）.

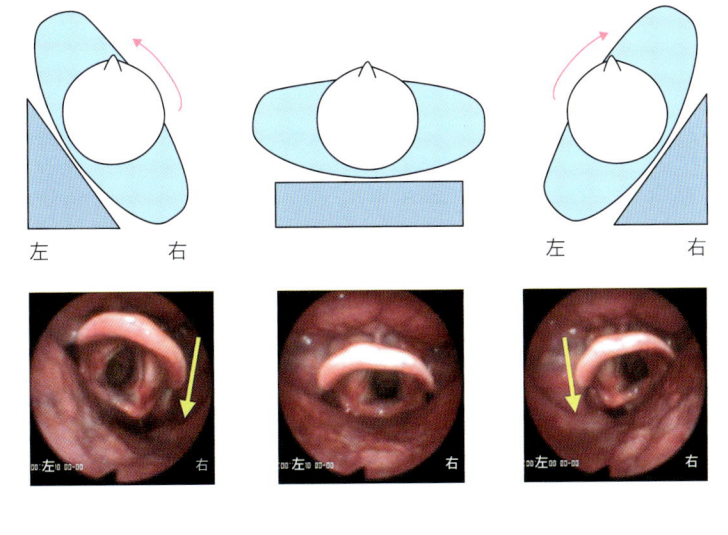

（左）リクライニング位＋体幹右回旋．右の咽頭腔は下側になり頭部は正中を向いていることで広がる．食塊は右の咽頭腔に誘導されやすくなる．
（中央）リクライニング位．
（右）リクライニング位＋体幹左回旋．左の咽頭腔は下側になり頭部が正中を向いていることで広がる．食塊は左の咽頭腔へ誘導されやすくなる．

図7-15 リクライニング位と体幹回旋による咽頭腔の変化（VE画像）

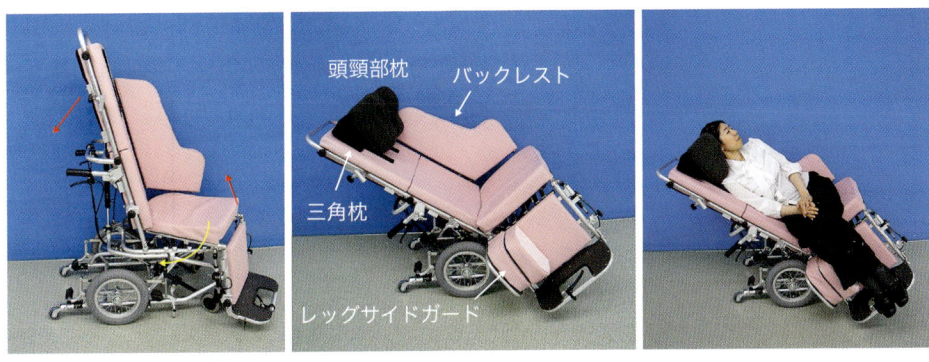

図7-16 Swallow Chair
（左）リクライニング機能，ティルト機能，および座面回転機能を有する．
（中央）頭頸部枕，バックレスト，レッグサイドガードなどの付属品が装備されており正確で安定した姿勢を簡便に調整できる．
（右）リクライニング位30度・右体幹回旋した．

④頭部屈曲と頸部屈曲（図7-18）

　頭部屈曲と頸部屈曲は咽頭腔の空間を操作することができ，臨床場面で広く用いられている．頸椎のどこを屈曲させるかによって，頭部屈曲・頸部屈曲・頭頸部複合屈曲に形態学的に分類され，それぞれの姿勢で効果が異なり，適応もかわる．

　頭部屈曲はC1〜C2の屈曲である．頭部を屈曲することで舌根と喉頭蓋が押されて咽頭

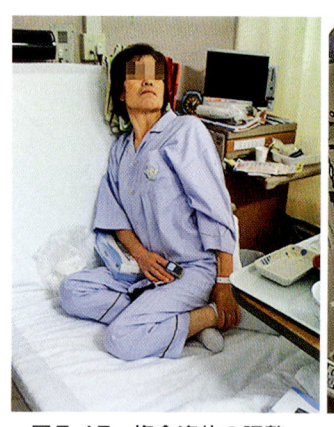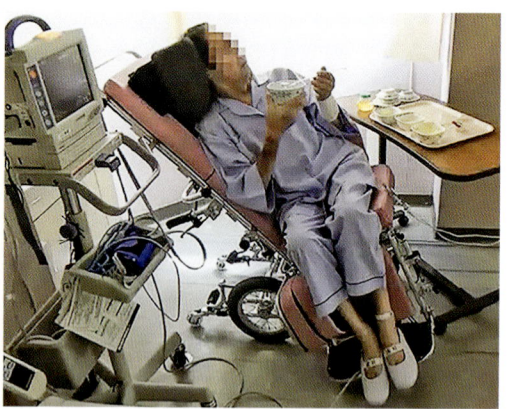

図7-17　複合姿位の調整
（左）ベッド上で調整：枕やタオルなどの準備の複雑性，作業の煩雑性，あり合わせの枕やタオルによる不安定姿勢での疲労や痛みを招きやすい.
（右）Swallow Chairでの調整：簡便に短時間で安定した姿勢を調整できる.

後壁に近寄る[38]. そのため，舌根後退と咽頭収縮が不十分で喉頭蓋谷に食物が残留し，嚥下後誤嚥がみられる症例が適応となる.

　頸部屈曲はC3〜C7の屈曲である. 頸部屈曲は前頸部の緊張をゆるめ，喉頭蓋谷を広げる効果がある. 頸部の緊張が高い例や嚥下反射前に食物が咽頭へ流入し嚥下前誤嚥がみられる症例が適応となる. 頸椎のアライメントにより，頭部屈曲，頸部屈曲，頭部と頸部の複合屈曲の効果は異なることがあるため，VFやVEにて最適な屈曲位を検討することが望ましい.

c. 食形態

　食物形態や液体濃度の調整は，難易度の調整に欠かせず，安全性と効率性に重要である. 評価や訓練場面で難易度調整のために最もルーチンに使われている方法である.

物　性

　口腔内にとり込まれた食物は，咽頭内に送り込むことのできる性状や物性に加工される. こうして咀嚼や食塊形成，さらには消化を助け，また窒息などの合併症を予防する. 食物の特性は，おもに変形性，凝集性，付着性の変数で表され，これらの変数により食物の物性が決まる. また食物の難易度が決まる.

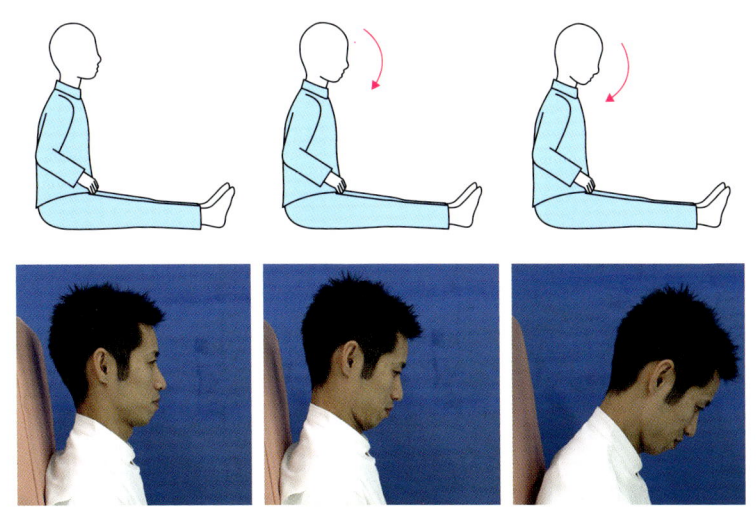

図7-18　頭部と頸部の屈曲
（左）正中，（中央）頭部屈曲，（右）頸部屈曲.

変形性：どの程度簡単にくずせるかという固さの指標.

凝集性：どの程度ばらばらにならず，まとまっているかという指標.

付着性：粘膜（舌や口蓋や咽頭など）へのはりつきやすさの程度を示す指標.

　さまざまな形態をもつ食物は，咀嚼と食塊形成によって咽頭に送ることができる安全な形態に加工される（**図7-19**）．嚥下調整食は，この過程を安全に施行するために嚥下障害患者に用いられる.

　最も簡単で安全な食物は，軟らかく（変形性が高い），口腔や咽頭でまとまりがよく（凝集性が高い），粘膜にはりつきにくい（付着性が低い）形態であり，嚥下調整食として開発されたゼリーがあてはまる（エンゲリード，大塚製薬工場）[39]．このゼリーは口腔内や咽頭内に長く貯留しても溶けず，嚥下開始食として直接訓練により安全に用いることができる（**図7-20**）.

　図7-21は丸のみ食と咀嚼嚥下食の難易度を示している．口腔と咽頭の各過程の負担をカラムの太さで表している．嚥下開始食用のゼリーやペーストは均一な物性であり咀嚼なしで丸のみできる難易度の低い形態である．凝集性が高く付着性が低いため，誤嚥や咽頭残留のリスクが低く，ゼリーもペーストも全過程においてカラムが細い．ペーストの次に難易度が高いものは，刻みとろみ食であるが，この形態はある程度の咀嚼能力が必要であ

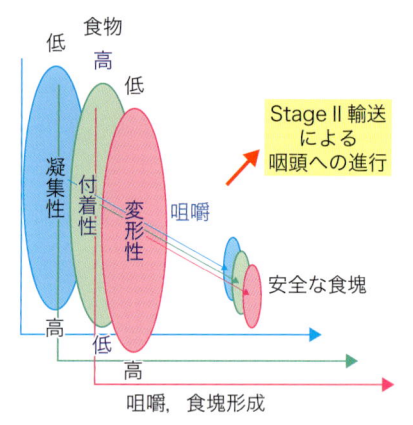

図7-19　食物の物性を決める三つの変数（凝集性，付着性，変形性）

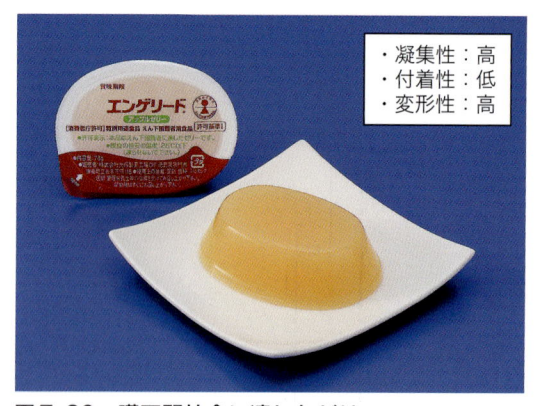

図7-20　嚥下開始食に適したゼリー（エンゲリード，大塚製薬工場）

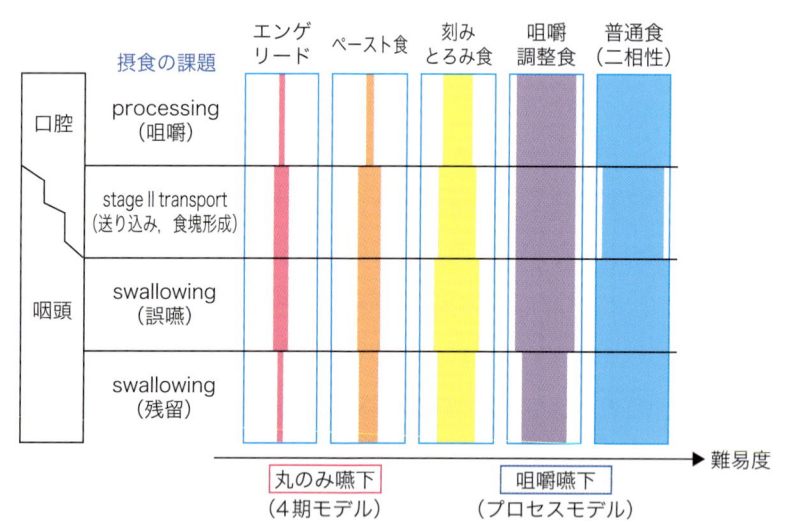

図7-21　口腔期・咽頭期からみた食形態の難易度
カラムの太さは各過程での負荷の大きさを示す（太い＝難しい）.

り，咽頭の負荷も高くなり，誤嚥や咽頭残留のリスクが高まる．ペースト食から刻みとろみ食への移行は丸のみ（4期モデル）から咀嚼嚥下（プロセスモデル）へと嚥下様式の変更が必要となり，ペースト食がやっと食べられるようになった能力の患者にとって大きなギャップがある．ペースト食の次の段階は，咀嚼と食塊形成（口腔期）の負荷はあがるが，段階的な難易度調整の観点からは，咽頭期の難易度は変えずにおくことが望ましい．しかし，実際にこの概念にあてはまる食品は存在しなかったため，藤田医科大学嚥下チーム

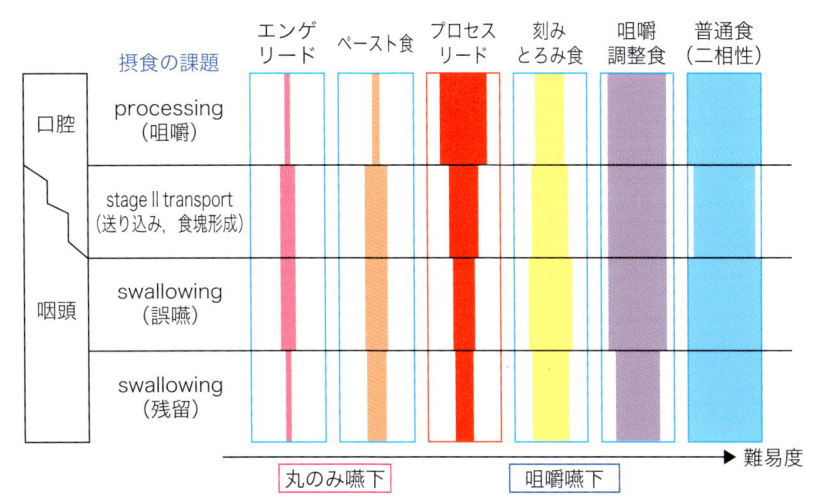

図7-22　食形態の難易度順におけるプロセスリードの位置づけ

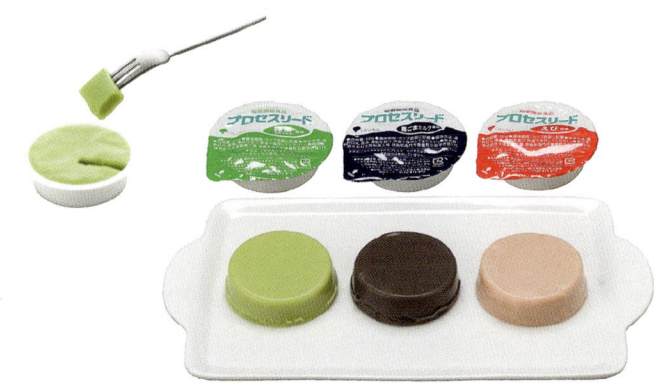

図7-23　咀嚼開始食　プロセスリード（大塚製薬工場）

は，半固形物で訓練に用いることができる咀嚼嚥下調整食を企業と共同で開発した（プロセスリード，大塚製薬工場．**図7-22, 23**）[39]．口腔期の咀嚼と食塊形成の練習ができ，咽頭期の誤嚥や咽頭残留のリスクはペースト食と同程度の食品であり，ペースト食と刻みとろみ食のギャップを補完できる．

　藤田医科大学では六つのレベルで食事を分類している（**図7-24**）．

1. ゼリー食

　均一な物性で，凝集性の高さと付着性の低さで特徴づけられ，丸のみできる．

2. ペースト食

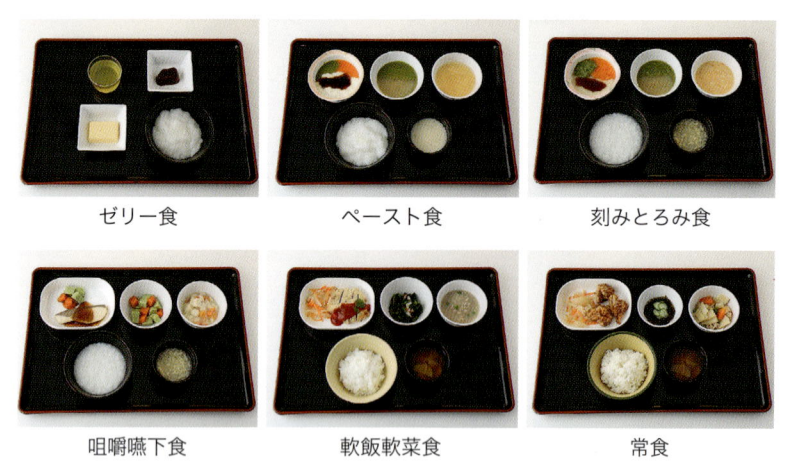

ゼリー食　　　　　　　ペースト食　　　　　　刻みとろみ食

咀嚼嚥下食　　　　　　軟飯軟菜食　　　　　　常食

図7-24　藤田医科大学の6段階の食事

均一で凝集性が高いが，ゼリー食に比べて付着性の幅は広い．主食はミキサー粥（全粥がミキサーにかかっている）である．咀嚼は必要ない．

3. 刻みとろみ食

主食は全粥で，おかずは刻んだおかずがあんかけされている．咀嚼が少し必要であるが，咀嚼，食塊形成，移送は比較的容易である．

4. 咀嚼嚥下食

主食は全粥でおかずは歯茎や舌と口蓋で押しつぶせる物性だが，咀嚼はある程度必要であり，刻みとろみ食より咀嚼，食塊形成ともに負荷量は大きくなる．

5. 軟食

軟飯と軟菜で，咀嚼嚥下食に比べてより咀嚼，食塊形成の負荷量は大きくなる．

6. 常食

段階があがるごとに咽頭期の負担もあがり，誤嚥や残留のリスクが高くなる．またペースト食から常食では，食事とともに提供する飲水用の液体には必要に応じて，とろみ調整食品（増粘剤）を入れ調整する．

このように嚥下食のレベルを調整することで，各々の嚥下障害の重症度にあった食事を提供することができる．またこれらの嚥下調整食は言語聴覚士や看護師による嚥下の練習の際にも用いられる．管理栄養士は栄養面を配慮しながら嚥下調整食の物性や質を管理する．

嚥下調整食品

　近年，形態，味ともにバラエティ豊富な嚥下調整食品が市場に出ている．その一つに，食材ごとに最適な酵素を使い，みた目はそのままで食感を残しつつも，舌やスプーンで簡単に押しつぶせる軟らかさにした食品がある．これは，酵素均質浸透法という圧力を変えながら酵素を浸透させる特殊な技法を用いて実現されている[41]（**図7-25〜27**）．こうしたさまざまな嚥下調整食を入手でき，臨床場面で調整できることは，嚥下練習の動機づけや嚥下障害患者のQOLの向上にもつながる．

とろみ調整食品（増粘剤）

　とろみ調整食品とは，液体や食物に加えることで適度なとろみをつけることができる食品である．口腔，咽頭内の移送速度を緩徐にでき，食塊のコントロールを簡単にし，嚥下の安全性をあげる．とろみ調整食品は，液体の口腔内でのコントロールが不良な場合や，咽頭期嚥下の遅延がある場合，気道防御が不良な場合，また認知面の問題がある場合に広く適用される．とろみの程度は，患者にあわせ適度に調整される必要があり，一口量とあわせて評価する．藤田医科大学では，液体のとろみ濃度は，とろみなし（thin），ネクター状，ハニー状の3種類に分類している（**表7-2**）．

　粉末タイプのとろみ調整食品でネクター状，ハニー状の液体を調整し，評価，訓練で用

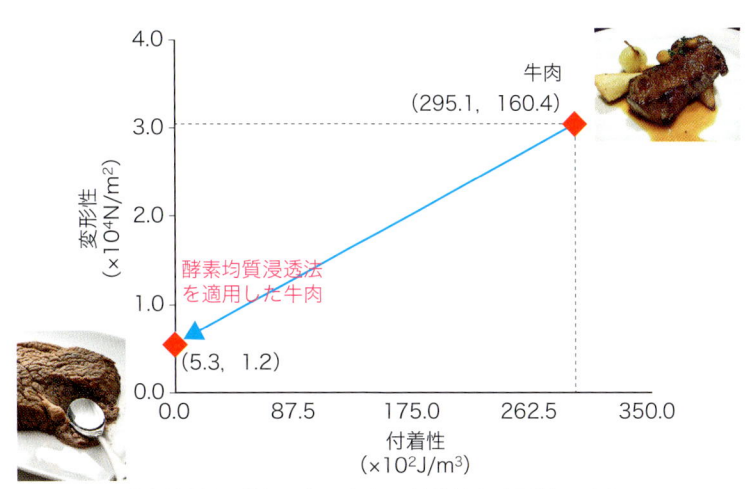

図7-25　酵素均質浸透法による牛肉の付着性と変形性の変化

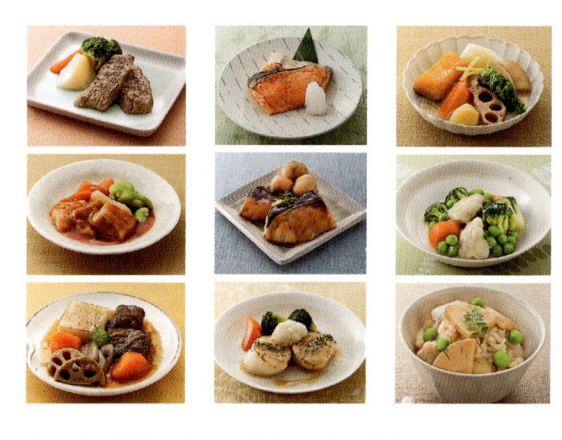

図7-26 酵素均質浸透法を用いた嚥下調整食品 あいーと（EN大塚）

表7-2 液体のとろみ程度とNDD分類

カテゴリー	とろみの程度	濃度（mPa・s）	NDD分類（cP）
液体	とろみなし（thin）	16	1〜50
	ネクター状	170	51〜350
	ハニー状	450	351〜1750

NDD＝National Dysphagia Diet（1 cP＝1 mPa）[45]

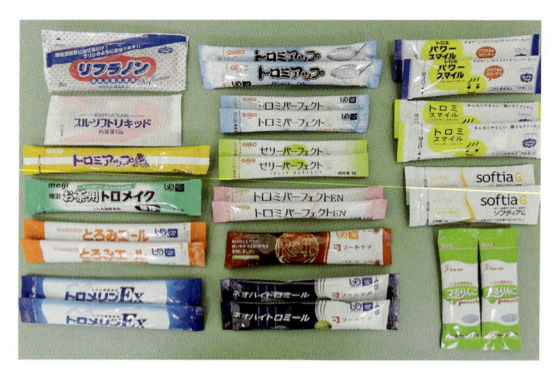

図7-27 さまざまなとろみ調整用食品

いている．市販されているとろみ調整食品は多種にわたる（**図7-27**）．

　適切な食形態や液体はVFやVEで評価され，推奨される．推奨された食形態や水分が安全に摂取できるようになったら（70%程度の成功率）次の段階に進み，最終的なゴールである制限のないレベルを目指す．適宜再評価を施行し，適切かつ安全な食形態を決定していくことが求められる（**図7-28**）．

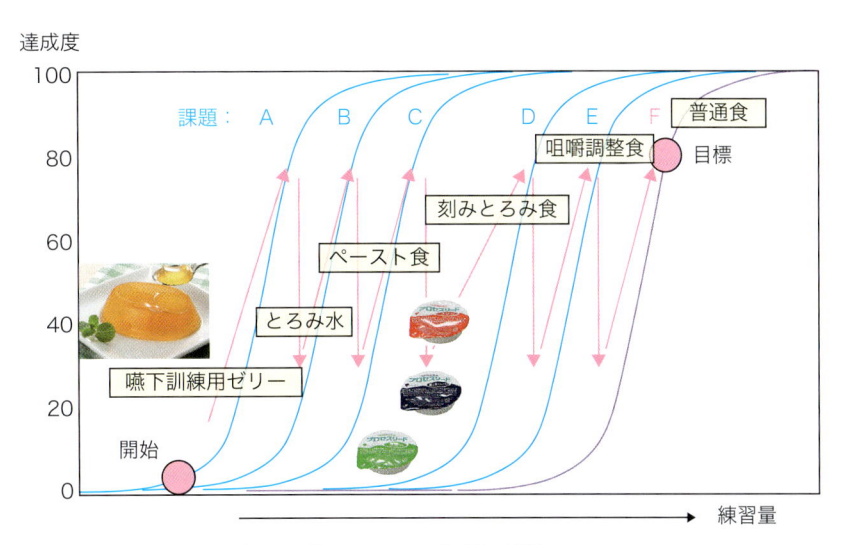

図7-28　難易度を考慮した練習課題の設定（食形態）

　なお，摂食嚥下障害患者では二次的な合併症である低栄養や脱水には常に配慮し予防しなければならない．低栄養や脱水は食形態のレベルにかかわらず起こりうる問題であり，さらなる摂取量の低下や栄養状態の悪化につながる．嚥下調整食を少量だけ経口から摂取しており経口で十分な栄養が摂れない場合は，経管栄養を考慮する．また経口で栄養を補助できるレベルであれば，経口補助栄養を考慮する．液体についても，とろみ水では十分な水分量を確保できないときは，経管から液体を補水する．頻繁に栄養状態や水分状態を評価することが重要である．

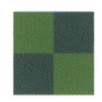

Appendix

■1 舌の可動域練習（図7-29）

目的：食塊保持，食塊形成，送り込み，咀嚼に必要な舌の可動域を得る．

方法：

1. 舌をできるだけ前方に突出する，できるだけ後方に後退する（挺舌練習）．
2. 舌の後方部をできるだけ高く挙上する．
3. 舌尖部を上歯の裏の歯茎に向かってできるだけ高く挙上する（舌尖挙上練習）．
4. 舌を左右口角につける（舌左右運動）．

プロトコル：

1. 最大可動域で1〜2秒保持したあと，ゆるめる．5〜10回実施．
2. 1日3〜5セット実施．

注意点：口腔期のその他の要素別練習である下顎や頬や口唇も必要に応じて可動域練習をあわせて実施する．特に咀嚼が不十分なときは留意する．

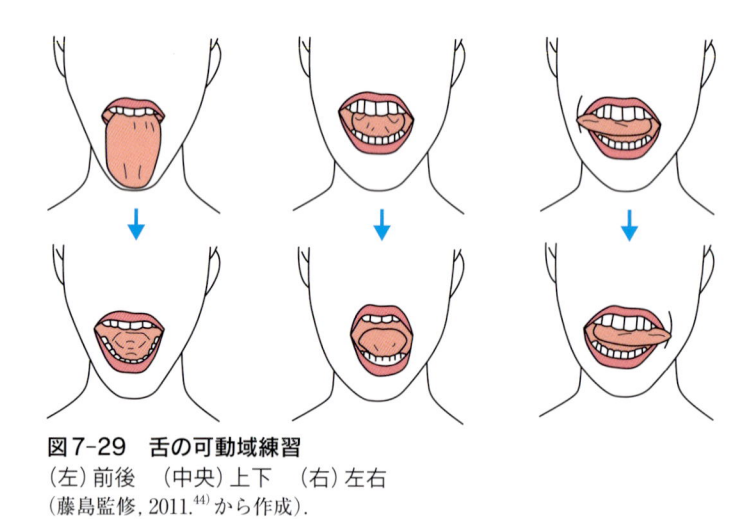

図7-29　舌の可動域練習
（左）前後　（中央）上下　（右）左右
（藤島監修，2011.[44]）から作成）．

図7-30　他の口腔期要素別練習
（上）下顎口唇の可動域練習
　　　―閉口練習
（下）口唇・頬の可動域練習
　　　―口唇のすぼめ・引き練習

2 舌の抵抗練習　筋力増強練習

（1）舌尖挙上練習

目的：食塊形成，咀嚼，送り込みに必要な舌筋力を鍛える.

方法：

1. 開口したまま舌尖で歯茎を押すような感じで挙上する.

2. 下降し，再度挙上を繰り返す（連続）.

プロトコル：

5〜10回連続で挙上‐下降を実施〈1セット（連続）〉.

・上記を1セットとして3〜5セット/回，3回/日実施.

・連続回数，セット数を漸次的に増加.

（2）舌背挙上練習（図7-31）

目的：食塊形成，咀嚼，送り込みに必要な舌筋力を鍛える.

方法：

1. 指や舌圧子やスプーンの背や綿棒を用いて舌背を押す．舌背を押す抵抗に抗して舌背を挙上する.

2. 下降→再度挙上を繰り返す（連続）.

3. 挙上を一定時間保持する（保持）.

プロトコル：

1. 5〜10回連続で挙上‐下降を実施（連続）.

2. 5〜10秒間そのまま挙上を保持（保持）.

・1と2をあわせて1セットとして，3〜5セット/回，3回/日実施.

・連続回数，保持時間，セット数を漸次的に増加.

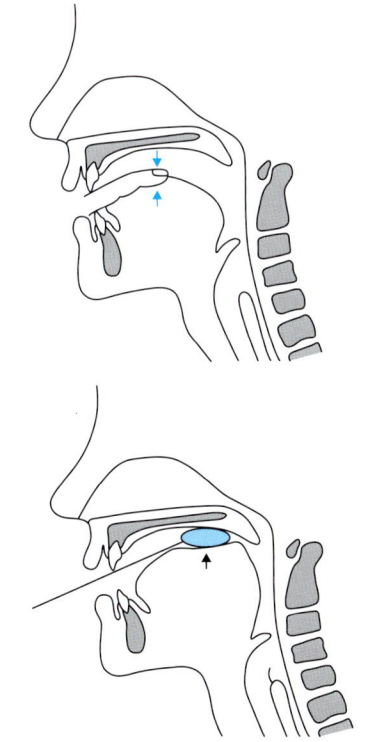

図7-31　舌背挙上練習（上）と綿球を用いた舌背挙上練習（下）

121

a. 舌背挙上用の道具

・ペコパンダ (JMS)（図7-32)

ペコパンダは市販されている舌尖・舌背挙上を鍛える練習ツールである．5種類の硬度があり，患者のレベルによって調整できる．

舌で押すトレーニング部が丸く隆起しており，舌で押すことが簡単に理解でき使いやすく，患者の自主トレーニングを促進しやすい．

練習プロトコル：舌背挙上のプロトコルに準じて実施（図7-33）．

b. 舌圧計測機器 （図7-34)

舌圧計測機器も市販されており，舌圧計測および漸増的筋力増強練習に用いることができる．舌圧の計測結果が数値でディスプレイに表示され，客観的評価として使用でき，さらに改善程度を評価するのにも有用である．患者にとっても数値がフィードバックされて結果やパフォーマンスの知識を得ることができ，動機づけとなる．以下の方法で漸次的筋力増強練習に用いることもできる．

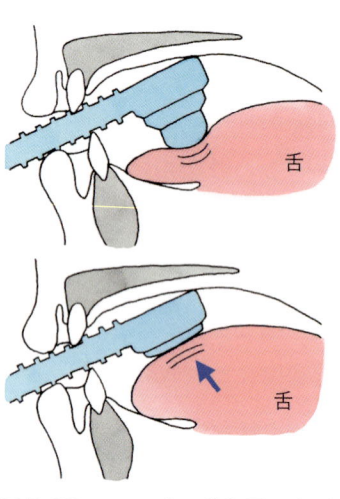

図7-33　ペコパンダを用いた舌背挙上練習
トレーニング部を舌側に向けて口腔内へ入れ舌上に置く（上）．位置決め部を歯でくわえ固定．
舌を押し上げてトレーニング部を押しつぶす（下）．

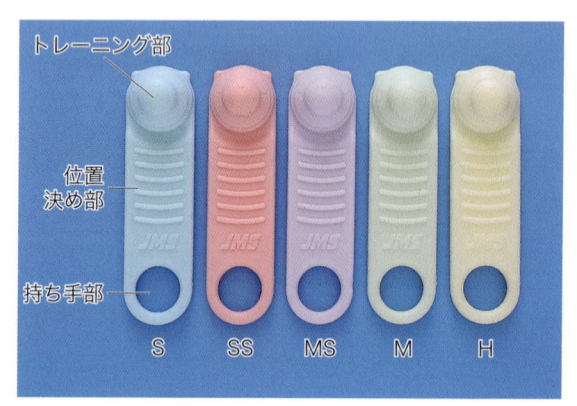

図7-32　ペコパンダ

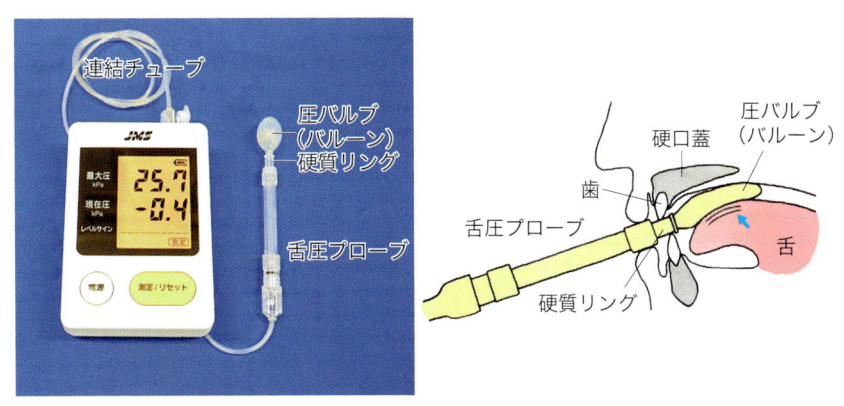

図7-34　舌圧計測装置（JMS）

c. 等尺性漸次的抵抗練習

　舌の筋力増強練習法で筋力の増強にあわせ，負荷量も漸次的に上昇させていく抵抗運動である．

方法：

1. リラックスした座位姿勢をとる．

2. 舌の上に膨らましたバルーンを設置．バルーンの手元のプラスチックのパイプを上下の歯で固定し，口唇を閉鎖する．

3. 舌を押し上げバルーンを口蓋に向かって最大の力で数秒間押しつぶす．最大値が記録される．これを6回実施する．6回の平均値が最大舌圧の基準値となる．

4. Robbinsらの方法に倣って，漸次的抵抗練習を8週間実施する[41]．

　・1週目：3で求めた基準値の60％の圧をターゲットとしてトレーニング．

　・2週目：3で求めた基準値の80％の圧をターゲットとしてトレーニング．

　・3週目以降：2週目の最後，4週目の最後，6週目の最後に再度最大舌圧を評価を実施し，3, 4週目，5, 6週目，7, 8週目はそれぞれあらたに得られた基準値の80％の圧をターゲットとしてトレーニング．

プロトコル：1セット10回（各回30秒ずつあける），1日3セット．

患者の状態やレベルで回数やセット数は調整する．

（3）舌捻転練習

目的：食塊形成，咀嚼に必要な舌筋力を鍛える.

方法：

1. 開口したまま舌尖を左右いずれかの歯列と頬の間まで動かす.
2. 左右交互に動かす（連続）.

プロトコル：

5～10回左右交互運動（連続）.

・上記を1セットとして3～5セット/回，3回/日実施.

・5～10回の往復にかかる速度を段階的に速める.

❸口腔の協調性練習[6]

目的：食塊操作や咀嚼中の舌の協調性の改善.

嚥下中の舌の前方後方運動.

咀嚼中の舌の左右運動.

食塊保持時のカップ状の舌形成.

口蓋に対する舌背挙上.

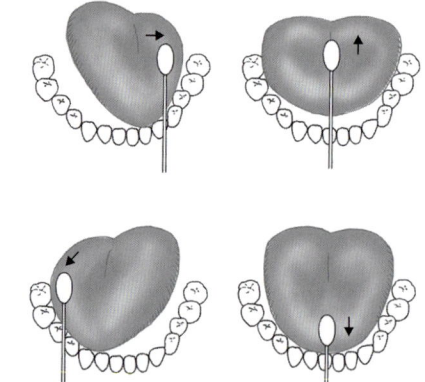

左右　　　上下

図7-35　舌の協調性練習─綿球の移送練習

方法：

1. 舌と口蓋で綿棒を挟む.
2. 綿棒を左右，上下に動かす.
3. 連続的に綿棒を動かす：舌中央から左（右）に綿棒を動かす→再度舌の中央に戻す→反対側の右（左）に綿棒を動かす→中央に戻す，を繰り返す. 同様に上下も実施する（**図7-35**）.

プロトコル：

1. それぞれの方向に5～10回（1セット）.
2. 3～5セット/日.

・漸次的に速度を上げる.

❹ Shaker エクササイズ[2]（図7-36）

目的：舌骨上筋群（顎二腹筋，顎舌骨筋，おとがい舌骨筋）の筋力増強により舌骨喉頭の
挙上を改善することでUES開大を改善させる．

方法：

1. 仰臥位になる．
2. 肩を床につけたまま，つま先や臍をみるように頭部のみを挙上する．

プロトコル：下記二つの等尺性と等張性の練習を行う．

（1）等尺性収縮練習

　　1分間の頭部挙上保持練習．1分間の休憩
をおいて3セット実施．

（2）等張性収縮練習

　　30回の連続頭部挙上練習（休憩なし）．

　　（1），（2）を3回/日，7日/週，6週間継続．

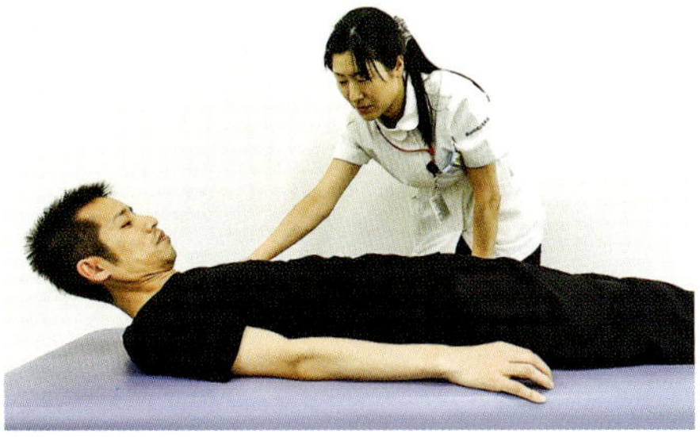

注意点：

・頭部挙上時，顎がしっかり引けているか
　を確認する．

・頭部挙上中も通常の呼吸を続け，息をとめないようにする．

・1分間の保持や30回の連続運動は困難なことが多いので，強度（保持時間や連続回数）
　を患者ごとに調整し，段階的に負荷量をあげる．

・頸椎症患者，気管切開患者など頸部可動域制限がある場合や血圧が高い場合には注意
　が必要である．

図7-36　Shaker エクササイズ
肩があがらないように床につけ，頭部をつま
先をみるように挙上．

5 開口練習[5)]

目的：舌骨上筋群の筋力増強により嚥下中のUES開大を改善する.

方法：

1. 最大に開口する. 10秒間保持し, 10秒間の休憩をはさみ, 再度開口する.
2. 5回繰り返す.

プロトコル：5回/セット, 2セット/日, 4週間.

注意点：

・顎関節症, 顎関節脱臼の既往のある患者は注意が必要である.
・開口中, 舌骨上筋群が収縮するように意識する.

6 舌後退練習（図7-37）

目的：送り込みに必要な舌筋力を鍛える.

方法：

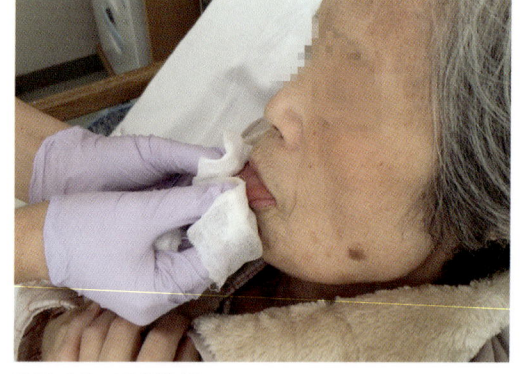

1. 梃舌させ, 舌をガーゼで包み前方に軽く引っ張る.
2. 引っ張る力に抗して, 舌（舌根）を後方へ引く. これを繰り返す（連続）.
3. 数秒後方に引いた状態を持続する（保持）.

図7-37 舌根後退

教示のみで舌を後退できる場合は, 舌（舌根）をできるだけ後方に引くという教示や, うがいやあくびをする感じで, 舌（舌根）をできるだけ後方に引くという教示で, 練習することもできる.

プロトコル：

1. 5〜10回連続で実施（連続）.
2. 5〜10秒間抵抗に抗して挙上を保持（保持）.
   ・1と2をあわせて1セットとして, 3〜5セット/日, 3回/日実施.
   ・連続回数, 保持時間, セット数を漸次的に増加.

7 前舌保持嚥下（Tongue hold swallow, Masako 法）

目的：舌根部と咽頭壁の接触を強化し，嚥下中の咽頭圧を高める．

方法（図7-38）：

1. 挺舌する．
2. 上下切歯で舌を保持する．
3. そのまま嚥下する．

プロトコル：

10回/セット，1～2セット/日．

・漸次的に負荷量をあげる．

注意点：食塊を用いず空嚥下で実施．徐々に挺舌量を増加させ実施．

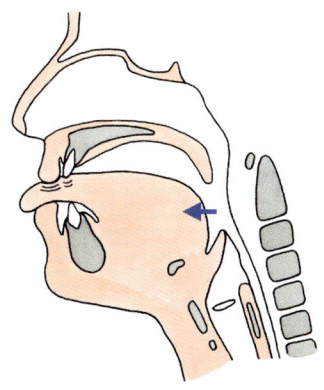

図7-38　前舌保持嚥下

8 呼気筋力増強練習

目的：呼気に負荷を加えた状態で呼気練習をすることで呼気筋力を高め，痰の喀出能力を高める．

（1）アカペラ（図7-39-a）

抵抗弁により，呼吸時に気道内に陽圧がかかり，振動と空気の流れによって，気道のクリアランスを改善させる．ダイヤルで抵抗の強さを調整できる．

緑色：15L/分以上の呼気フロー能力を持つ患者．

青色：15L/分未満の呼気フロー能力を持つ患者，子どもや高齢者．

プロトコル：

・適切な抵抗レベルを決定する．

・吸気と呼気の割合が1：3～1：4程度になるように息を吹き込む．

・10～20回/1セット，3～4セット/日．

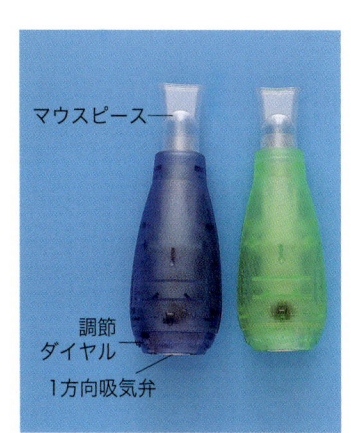

マウスピース―

調節ダイヤル―

1方向吸気弁

図7-39-a　アカペラ

・抵抗のレベルを漸次的に上げていく.

（2）呼気筋トレーニング機器（図7-39-b）

抵抗弁により，呼吸時に気道内に陽圧がかかる．一定した呼気圧を高められるようにする．

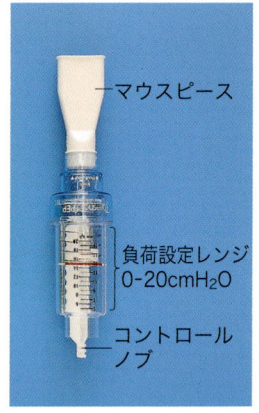

図7-39-b　呼気筋トレーニング機器
Threshold PEP

方法：

・ノーズクリップを装着し，口から吐くよう指示する.

・最大呼気圧（MEP）を計測し，抵抗レベルを決定する.

・マウスピースを口唇ではさみ，口唇閉鎖する.

・深呼吸をして，呼気の3～4倍程度の長さで吸気をする．推奨回数を実施する.

プロトコル：

・MEPの30％の抵抗を加えた状態で実施．吸気と呼気の割合が1：3～1：4程度になるように息を吹き込む.

・5～10回/セット，2～4セット/日.

・抵抗のレベルを漸次的に上げていく.

注意点：

・ゆっくりと長く吹けるようにする（呼気時）.

・座位でも臥位でも実施できる.

9 Thermal tactile stimulation

嚥下誘発の感受性を高め，嚥下誘発時間を早める.

方法：

1. 冷やした（凍らせた）綿棒で前口蓋弓を上下に擦る（図7-40）.

2. 左右それぞれ5回実施　刺激後嚥下が起こるかを確認する.

プロトコル：

2～3セット/日．この促通後に実際の嚥下の練習を実施することが望ましい.

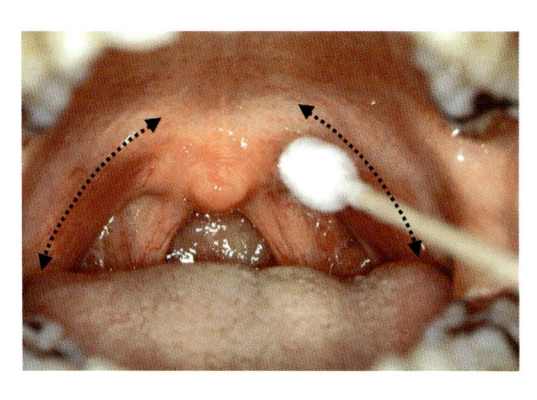

図7-40 Thermal tactile stimulationの位置（前口蓋弓冷圧刺激）
氷水で冷やした綿棒で前口蓋弓を上下方向にやや圧を加えながらこする．

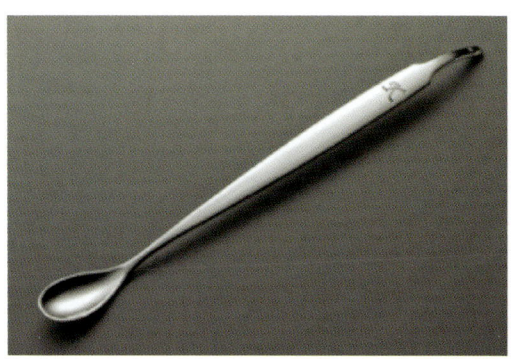

図7-41 Kスプーン

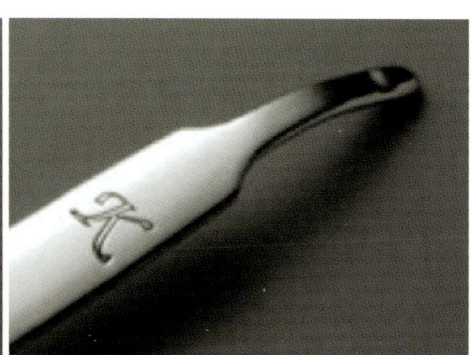

Kスプーンの先端　K-point刺激に用いる．

🔟 Kスプーン（図7-41）

　Kスプーン（あおよし製作所，新潟）はK-point刺激用に小島により開発されたスプーンで，スプーンの反対側でK-pointに触れられる用になっている．軽量であり柄の部分が長く，薄いため，把持しやすくスプーンとして直接訓練に用いやすい．また一口量の調整にも有効である　（Kスプーンで2 mL，K＋スプーンで3 mL）．金属のため，熱伝導が速く，冷刺激としても使いやすい．

🔢 バルーン拡張

目的：UESの狭窄部を機械的に一時的に拡張する．

適応：輪状咽頭筋不全患者と廃用のある患者

1. VFやVEの評価所見で嚥下後に咽頭残留を多量に認める患者.
2. 咽頭や喉頭に形態的異常のない患者.
3. 腫瘍などの圧迫所見がない患者.
4. 嘔吐反射が強くない患者.
5. 手技に協力的な患者.

方法：

■尿道バルーンを用いる場合

1. カテーテルを準備する. 12〜14Frのバルーンがよく用いられる.
2. カテーテルの先端から20cmくらいのところから1cmごとに印をつける. この印はVF下でUESをバルーン拡張したときに, バルーンの位置を正確に把握するために用いられる.
3. VF下でバルーンを透視できるように, バルーンの中に造影剤を入れる.
4. カテーテルを経口で挿入する (嘔吐反射が強い場合は経鼻で行うこともある). カテーテルの先端がUESを通過したところで止める. 透視でバルーンカテーテルの位置を確認する.
5. 2〜3mLの空気をバルーンに挿入する. バルーンを抵抗があるところまで引っ張る.
6. このバルーンがUESの狭窄部の下に位置したときの, 口角部または前歯のカテーテルの位置 (挿入深度) を確認し, 印をつける. この印はその後, 拡張時にカテーテルを正確に位置するときに役立つ.
7. バルーンを拡張する

   #### A. 持続拡張法

   上の5で抵抗を感じたときに, 少しバルーンから空気を抜き, 1cmほど上方に引く. これによりバルーンはUES部に位置できる. バルーンを0.5から1mLずつ段階的に膨らませていく. 患者が耐えうるところまで膨らませ, 10秒程度, 持続拡張する.

   #### B. 嚥下同期引き抜き法

   上の5で抵抗を感じたときに, 患者に嚥下をするよう指示し, 嚥下と同時にバルーンをUESから引き抜く.

C. 単純引き抜き法

上の5で抵抗を感じたときに，そのまま単純に引き抜く．

BとCでは患者の耐久性にあわせ，バルーンにいれる空気の量を段階的に増やしていく．最大10mLまで入れる．

D. バルーン嚥下法

バルーンカテーテルを下咽頭まで挿入しバルーンを1.0～1.5mL程度膨らませる．患者に力を入れて膨らませたバルーンを飲み込むよう指示をする．嚥下中にバルーンを下方に押し込むように挿入する．

■ダブルバルーンを用いる場合

1. 口から拡張したい側の梨状窩を経由してカテーテルを食道に挿入する（**図7-42①**）．

2. カテーテルの透視マーカーが食道入口部を十分に越えた所でアンカーバルーン（赤）を4～5mL膨らませた後，食道入口部下縁で抵抗がある所まで引き抜いてくる（**図7-42②**）．

3. 食道入口部遠位でアンカーさせたカテーテルを口角の位置で把持し，拡張バルーン（青）を膨らませる（**図7-42③**）．口角位置でのカテーテル挿入深度を記録する．拡張バルーンへの空気注入量は，圧迫感，咳，嘔吐反射などの患者の反応を見ながら拡張する（最大20mL）．

4. 10～20秒拡張したら，拡張バルーン（青），アンカーバルーン（赤）の順に空気を抜く．

5. 同様に2，3回目の拡張を行う．1回目の拡張により食道入口部の拡張が得られ，アンカーバルーン（赤）5mLで，抵抗がある位置が変化することがあるので，拡張ごとに適正なカテーテル深度を確認する．

6. 最後に嚥下同期引き抜き法を行う．拡張用バルーン（青）は脱気し，膨らんだままのアンカーバルーン（赤）を使って嚥下同期引き抜き法を行う．または拡張用バルーン（青）の空気を徐々に抜きながらカテーテルを引き抜き，バルーンが引き抜けた時の容量を記録する．

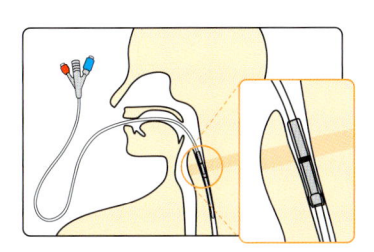

①挿入
口から拡張したい側の梨状窩を経由してカテーテルを食道に挿入.

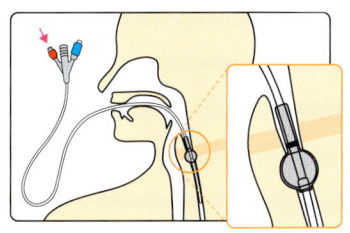

②アンカーバルーン拡張
カテーテルの透視マーカーがUESを十分に越えたところでアンカーバルーン（赤）を膨らませる. その後, UES下縁で抵抗があるところまで引き抜いてくる.

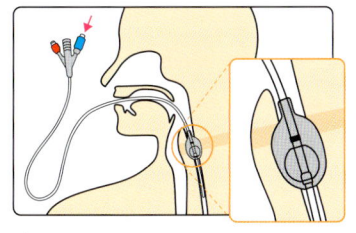

③拡張バルーン拡張
UES遠位でアンカーさせたカテーテルを口角の位置で把持し, 拡張バルーン（青）を膨らませる.

図7-42　食道入口部ダブルバルーン拡張法の手順

注意点：

・患者に挿入したい側と反対に頭部回旋してもらうと，カテーテルを目的の方向に誘導しやすい．

・アンカーバルーンを引き抜いてくる際，咳や嘔吐反射を誘発することがあるので，患者の反応をみながらゆっくりと行う．

・4で，一旦バルーンの空気をすべて抜くほうが患者にとっては楽だと思われるが，苦痛がない場合には，アンカーバルーン（赤）の空気は残しておき，2回目，3回目の拡張を行ってもよい．

・唾液が口腔内，咽頭に貯留してくる場合には適宜吸引を行う．

・拡張中に拡張バルーンが口側に抜けてしまうことがある．この際，カテーテル先端は食道内にあるので，慌てずに二つのバルーンの空気を抜き，カテーテルを深く進めればよい．

　バルーン拡張による即時効果を確認する際は，両側に3回ずつ実施し，効果を判定する．両側性の損傷の場合，最初はより損傷の少ない側を拡張することが多い．バルーンに入れる空気量や拡張方法については最適な方法をVFなどの評価で確認後，訓練のなかで実践する．BとCの技法は患者自身やまた家族により比較的簡単に実施できる方法である．バルーン拡張に関連する痛みや出血や組織損傷や迷走神経反射などの合併症は確認されていない

プロトコル：

・1セッションで両側UESに10秒から3分程度の持続拡張を実施．1～3回/セッション，1～3セッション/日，毎日実施．食事前や課題指向別練習前に実施することが望ましい．

・適宜再評価をして効果の判定や継続の判断およびバルーン拡張量や拡張時間を決定する．

⓬ 嚥下手技

（1）Supraglottic swallow

運動学：嚥下前と嚥下中の声帯閉鎖および披裂の内転を強化する．

効果：気道防御の改善をはかる．

教示：

1. 息を止める.
2. 息を止めたまま嚥下する.
3. 嚥下後, すぐに強く息をはく, 咳をする.

(2) Super-supraglottic swallow

運動学：嚥下前と嚥下中の喉頭閉鎖を強化する. 声帯閉鎖とともに披裂軟骨を喉頭蓋底部に向かって前方傾斜させることで, 早期の食道入口部開大の促進および舌根部の後方運動の強化をする.

効果：気道防御と咽頭クリアランス能力の改善をはかる.

教示：

1. 息をとめて強く力む.
2. そのままの状態で嚥下する.
3. 飲んだらすぐに咳をする, 強く息をはく.

注意点：

・Supraglottic swallow と Super-suprglottic swallow のいずれも, 声帯が適切に閉鎖できているか否か, 声帯閉鎖が嚥下まで持続できているかを VE を用いてフィードバックすることが重要である(**図7-43, 44**).

・Supraglottic swallow と Super-suprglottic swallow のいずれも, 声帯閉鎖を促すための教示は, 息を吸ってから息を止めるというものより, 単純に息を止めるというもののみのほうがよい. 息を吸うという教示により声帯が大きく開かれ, その状態から閉鎖を促すのは患者にとって困難であることが多い[21].

(3) Mendelsohn 手技

運動学：舌骨喉頭挙上時間と挙上量を増加させ, それにより UES 開大時間と開大量を増加させる.

効果：咽頭クリアランス能力の改善と嚥下の協調性の改善をはかる.

教示：

1. 通常に嚥下させる. 喉頭(のど仏)に指をあててもらい, 嚥下時に喉頭が挙上するの

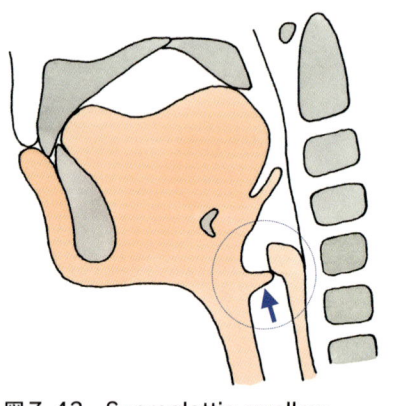

図7-43　Supraglottic swallow

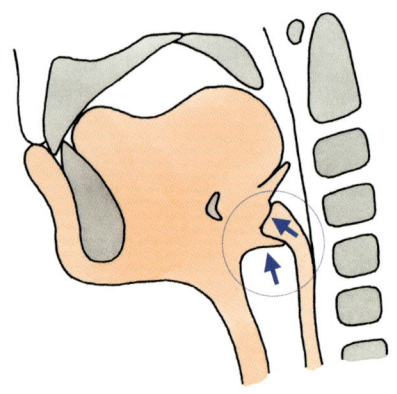

図7-44　Super-supraglottic swallow

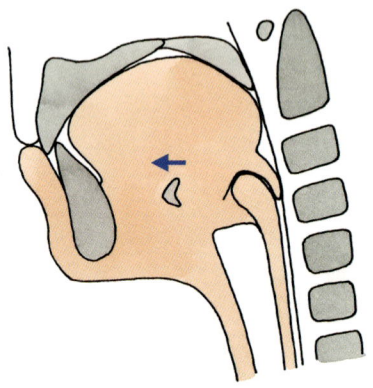

図7-45　Mendelsohn手技

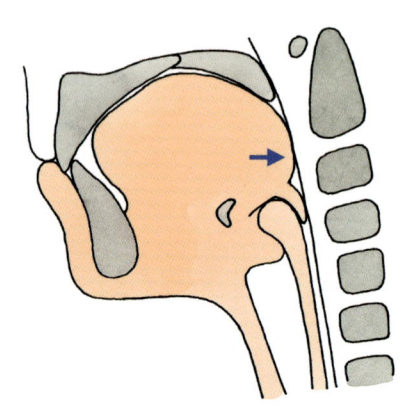

図7-46　Effortful swallow

　　を意識，理解してもらう．

2. 喉頭が最大に挙上した時点で，数秒間保持させ，嚥下をする（**図7-45**）．

(4) Effortful swallow（**図7-46**）

運動学：舌根部の後退運動を強化し嚥下中の咽頭圧を高める．

効果：咽頭，特に喉頭蓋谷のクリアランス能力を改善させる．

教示：

1. 喉を絞り込むように力をいれ強く飲み込む．

2. 喉に大きな肉の塊やパンの塊があるのを想像する．それを強く押し込むようにぐっ
と力を入れて飲み込む．

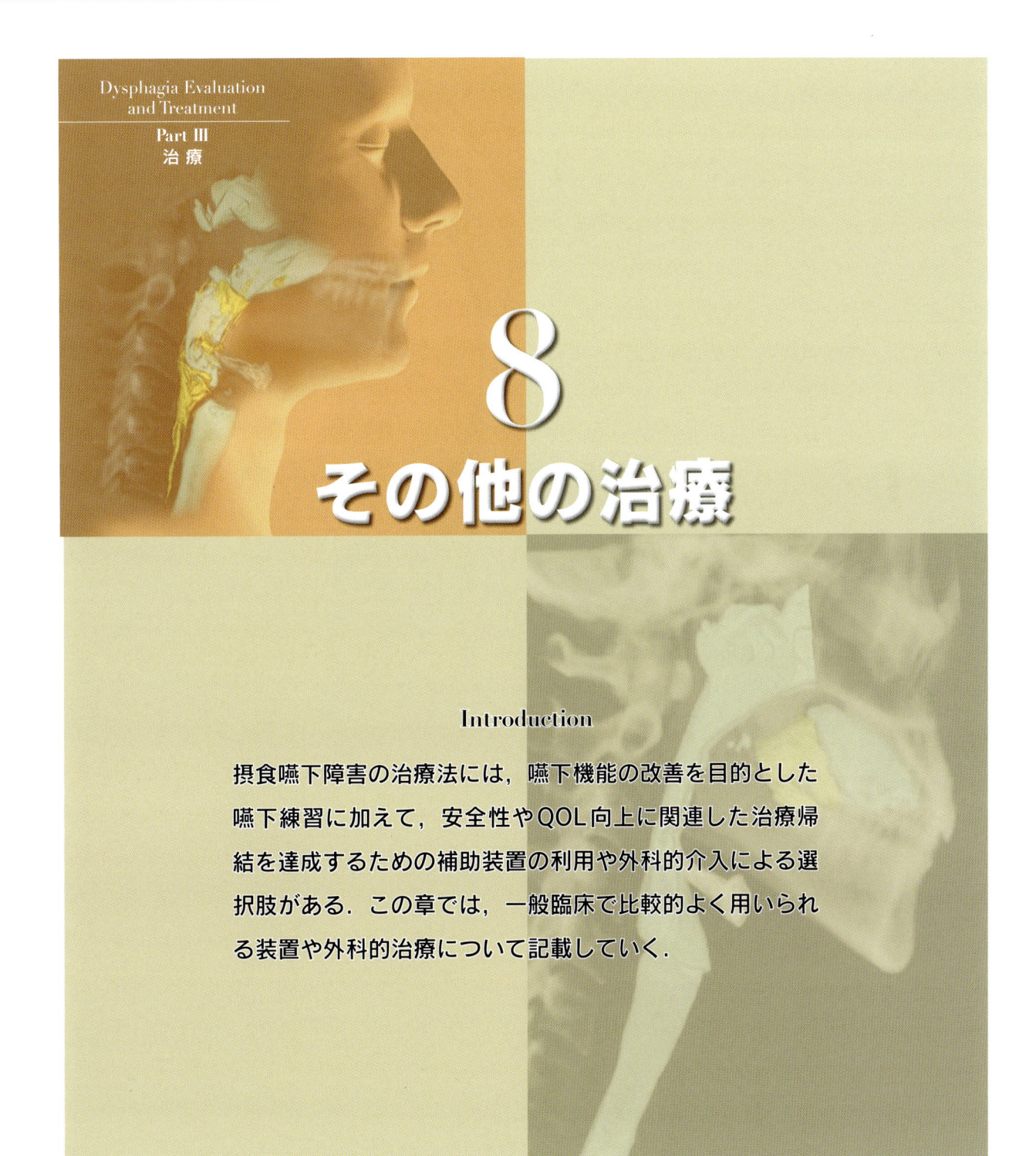

Dysphagia Evaluation
and Treatment
Part Ⅲ
治 療

8

その他の治療

Introduction

摂食嚥下障害の治療法には，嚥下機能の改善を目的とした
嚥下練習に加えて，安全性やQOL向上に関連した治療帰
結を達成するための補助装置の利用や外科的介入による選
択肢がある．この章では，一般臨床で比較的よく用いられ
る装置や外科的治療について記載していく．

1 支援システム

1 間欠的経管栄養法

　間欠的経管栄養法は，摂食嚥下障害患者の代償的栄養手段として日本で開発された方法である[1,2]．間欠的であること，経食道であることが特徴で，審美性や咽頭衛生の面で優れている．経口摂取が困難で，経口で十分なエネルギーを摂取できない患者に有効な方法といわれている[2,3]．原則として，チューブは口腔から挿入するが，咽頭反射が強い場合は鼻腔から挿入し，栄養物の注入が終わったらすみやかに抜去する．

　間欠的経管栄養法を適用する場合は，事前に嚥下造影検査（以下，VF）で食道機能を評価しておく必要がある．食道蠕動運動障害を有する患者では，チューブの先端は食道中部よりも胃内に設置する（**図8-1**）．

　推奨の注入速度は，カテーテル先端が胃内にあるときは逆流を防ぐために通常150～

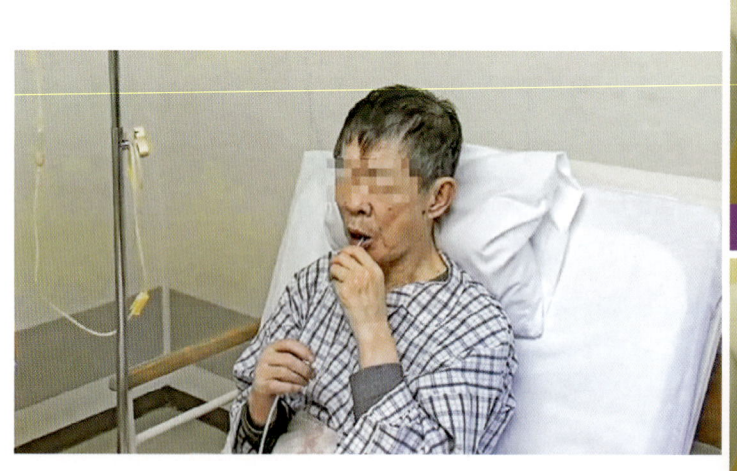
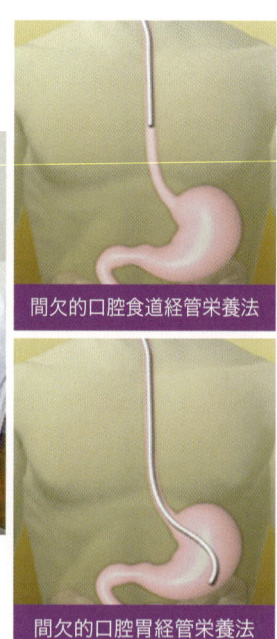

間欠的口腔食道経管栄養法

間欠的口腔胃経管栄養法

図8-1　間欠的口腔自己カテーテル法
チューブの先端は患者の状態に応じて，食道または胃に設置する．

200 mL/h である[4]．先端が食道内にあるときは，消化管の生理学的現象，すなわち食道蠕動運動を利用することができるため，注入速度を速めることも可能である．食道蠕動運動を促進し，胃食道逆流を予防するために，患者には経管栄養中，意識して唾液を飲み込むように指示することが重要である．嚥下は，唾液の嚥下によって誘発されるというより，チューブによる咽頭への感覚刺激によって誘発されやすいと考えられている．したがって1日3回の間欠的経管栄養法は嚥下の頻度の増加にも影響する．さらに，長期間の経管留置による感覚低下を予防することができる．食事中以外は挿管されていないため，外観的に優れ，心理的にもよい．

② 歯科補綴

　嚥下チームにおける歯科医師の役割は，口腔ケアのみならず，摂食嚥下障害患者の補綴の管理にも重要な役割を果たす．歯科補綴は，口腔内の欠損物を再建し，構造形態的に嚥下機能改善に寄与する．口腔癌術後，顎顔面の外傷，舌の麻痺などによる口腔の機能的異常の治療に対して，補助装具としての役目を果たす．歯科補綴には舌接触補助床，軟口蓋挙上装置などさまざまなタイプがあり，嚥下運動の口腔期の改善を目的に作製される[5-8]．

　これらの補綴の利点は，咀嚼，食塊形成への順応，口腔内のコントールの改善，食塊輸送のための推進圧の向上にある．こうした補綴の効果はVFで判定することができ，機能改善のための効果的な使用につながる．

　舌接触補助床は，舌癌での舌切除後，ALS，脳血管障害などの摂食嚥下障害患者で最も頻繁に用いられる口腔内補綴である（**図8-2**）．舌接触補助床の形態的な機序は，口蓋下にアーチ状の補助床を作り口腔内の体積を減らすことである．これにより舌-口蓋の接触圧が増加し，舌容積や運動が不十分でも食塊が口腔後方，咽頭へと輸送されやすくなる．嚥下時の舌接触補助床の効用は，舌圧と舌根部圧の改善によってもたらされ，次のようなメリットを生む[9-11]．

- 口腔内輸送時間の縮小
- 咽頭内輸送時間の縮小
- 舌根部と咽頭後壁の接触の促進
- 咬合の改善

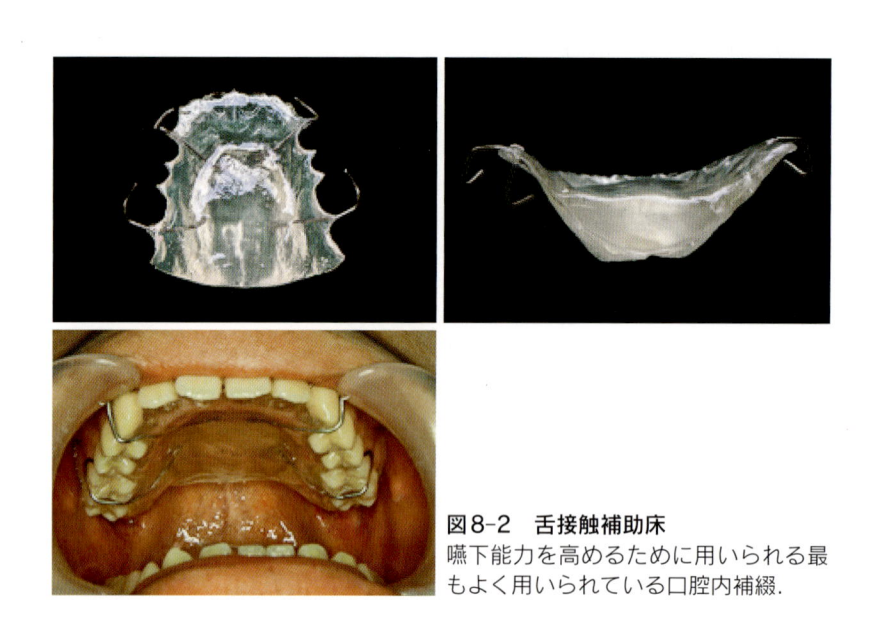

図8-2 舌接触補助床
嚥下能力を高めるために用いられる最もよく用いられている口腔内補綴.

2 外科的治療

　難治性の誤嚥を伴う重度の摂食嚥下障害は，生命を脅かす医学的状態である．包括的摂食嚥下リハビリテーションが功を奏しなければ，外科的治療が考慮される．藤田医科大学では，耳鼻咽喉科医がtransdisciplinaryな嚥下チームの一員として，重度摂食嚥下障害患者の嚥下機能再建術（輪状咽頭筋切断術＋喉頭挙上術が多い）を行っている．

　喉頭摘出術，喉頭閉鎖術，喉頭気管分離術などのの誤嚥防止術は，重度嚥下障害患者の慢性的な誤嚥や反復性肺炎に対する治療手段として適用されている[12,13]．こられの外科的処置の多くは，永久気管瘻孔の造設を伴うため，通常の音声表出を失う．輪状咽頭筋切断術と喉頭挙上術は，次項に記載したように，永久気管瘻孔の造設なしに音声表出と呼吸を維持するために行われる．外科手術のゴールは，喉頭機能の維持や経口摂取を促進しつつ，生命に危険を及ぼしうる誤嚥を予防することであり[13-16]，嚥下機能を正常化するためのものではない（p.140，Appendix「輪状咽頭筋切断術と喉頭挙上術」参照）．

　一時的な気管切開は，気道合併症や挿管が必要な外科手術後に行われる．喉頭機能不全および浮腫は，喉頭内腔を狭小化し，呼吸困難を起こしうるからである．また，気管切開は嚥下練習の安全性の担保としても重要である．

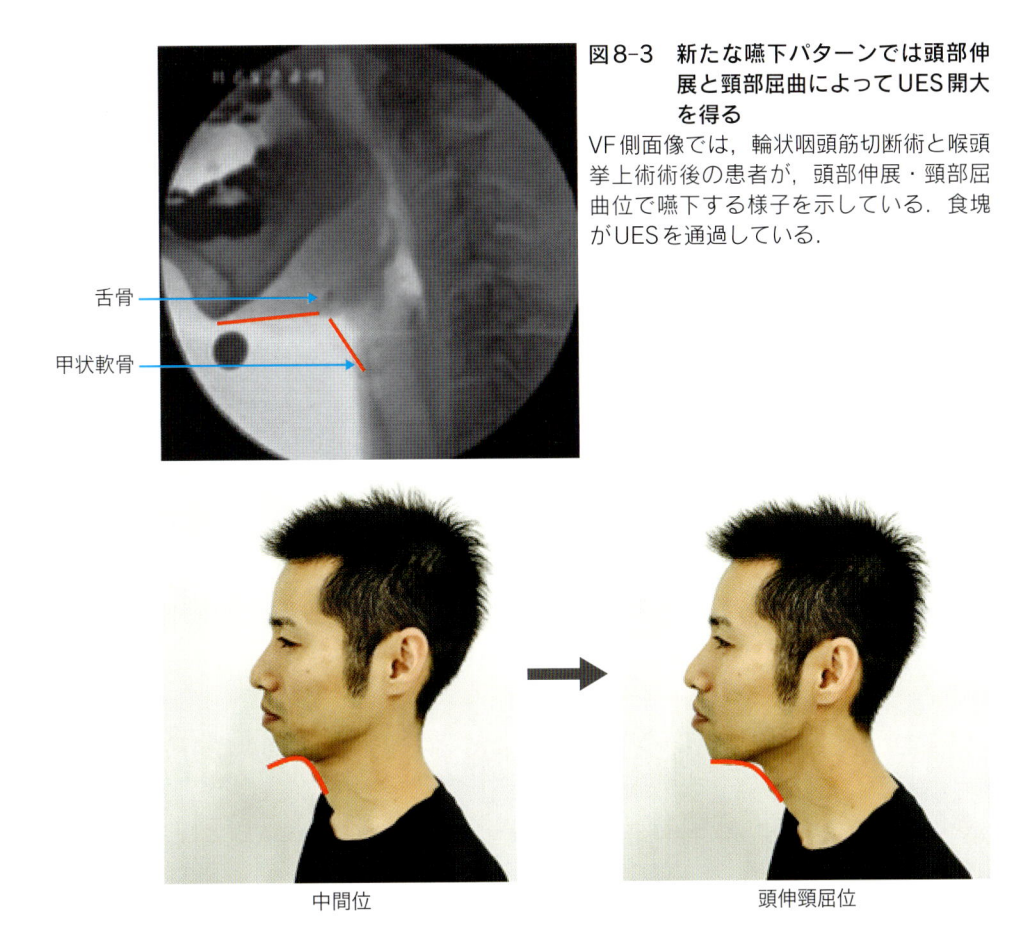

図8-3　新たな嚥下パターンでは頭部伸展と頸部屈曲によってUES開大を得る

VF側面像では，輪状咽頭筋切断術と喉頭挙上術術後の患者が，頭部伸展・頸部屈曲位で嚥下する様子を示している．食塊がUESを通過している．

舌骨

甲状軟骨

中間位　　　　　　　　　頭伸頸屈位

　また術後の摂食嚥下リハビリテーションも重要である．患者と家族にリハビリテーションの重要性を伝え，嚥下関連筋の筋力強化や新たな嚥下パターンの習得に数か月を要することを理解してもらう必要がある．

　術後の新たな嚥下パターン習得練習として特徴的な方法は，UES開大のための頭部伸展と頸部屈曲の組み合わせである（頭伸頸屈位）．頭部伸展と頸部屈曲を同時に行うと下顎と喉頭は前上方に動くため，食道入口部がけん引され開大する（**図8-3**）．患者は，食塊が咽頭に達するタイミングでこの姿勢を取れるように練習する．適切なタイミングと角度で頭伸頸屈位をとることができるように，VE下で視覚的フィードバックを利用して学習することが有効である．

　通常，術後の摂食嚥下リハビリテーションは数か月を要する．舌機能に関連した食塊送

り込みが維持・改善され，誤嚥が検出されなければ，常食経口摂取までレベルアップ可能である．逆に，摂食術後の摂食嚥下リハビリテーションに関わらず，誤嚥や咽頭残留が改善されなければ，経口摂取禁止しくはペースト形態レベルに制限されることが多い．また輪状咽頭筋切断術後の術後逆流や嘔吐が起こる可能性を念頭に入れておくべきである．外科的治療は，適切な摂食嚥下リハビリテーションを実施しても機能改善を認めなかった重度嚥下障害患者に対して考慮されるべきである．

Appendix　輪状咽頭筋切断術と喉頭挙上術

生理学的に，おもに三つの要素がUESの開大と食塊のUES通過に関係する．UES弛緩，喉頭挙上，咽頭収縮である．咽頭収縮が良好に保たれている場合，輪状咽頭筋弛緩術のみ実施されることがある．しかし多くの場合，喉頭挙上術とあわせて実施することが有益である．

適　応：

1. 徹底的な包括的リハビリテーションで効果が得られないとき（6か月以上が目安）．
2. 慢性的な重度誤嚥と肺炎の再発（発症より6か月以上持続）．
3. 重度誤嚥の原因がUES開大不全あるいは開大のタイミング異常，喉頭挙上障害，咽頭収縮不良であることが明らかなとき．

禁　忌：

1. 胃食道逆流があり輪状咽頭筋切断が胃内容物の逆流，誤嚥を引き起こす可能性が高いケース．
2. 認知症，精神疾患，従命困難を含む認知障害．
3. 中等度から重度体幹失調．
4. 全身状態不良．

外科的手技：

1. 輪状咽頭筋切断術．
2. 喉頭挙上術．喉頭挙上術の効用は喉頭を吊り上げることである．この術式にはいくつかの方法がある[15]．

　タイプ1：舌骨甲状軟骨接近術．最も簡便な方法である．約一椎体分喉頭を吊り上げ

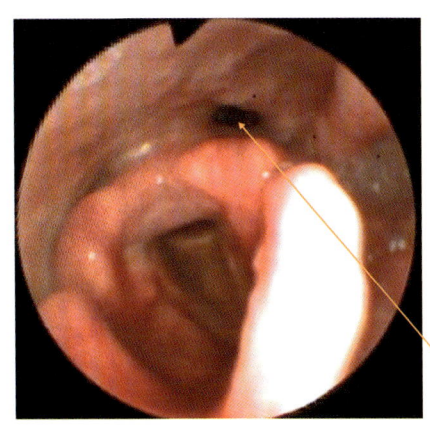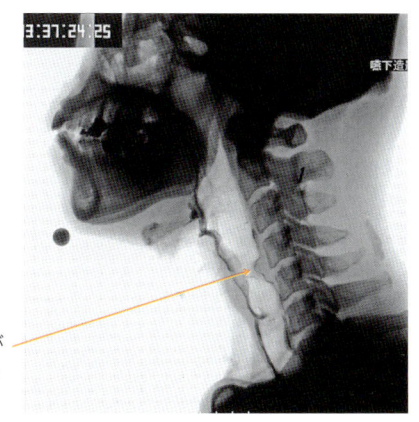

食道入口部が
大きく開大し
ている

図8-4　輪状咽頭筋切断術と喉頭挙上術後に広く開大したUESのVEおよびVF画像

　　　　る.

タイプ2：下顎骨舌骨接近術．喉頭蓋谷残留を認めたり，喉頭蓋反転が不良な嚥下障
　　　　害患者に適応がある.

タイプ3：下顎骨舌骨甲状軟骨接近術．舌骨下筋が切除され，下顎，舌骨，甲状軟骨
　　　　あるいは輪状軟骨がワイヤーか糸で結ばれる．舌骨喉頭の前方運動が不十
　　　　分かつUES開大障害の患者に適応がある.

タイプ4：下顎骨甲状軟骨接近術（棚橋法）．必ず輪状咽頭筋切断術とセットで行われ
　　　　る．舌骨上筋群の著明な筋力低下を認める重度嚥下障害にも適応がある.
　　　　術後に，患者はUES開大効果を活用するために嚥下パターン（頭伸頚屈位）
　　　　を習得しなければならない（**図8-3，4**）.

　もし術後1〜2か月で誤嚥を認めず経口摂取が可能になれば，気管切開チューブは抜去
できる．また，咀嚼機能と舌運動（これらは食塊形成と送り込みに重要な役割を果たす）
および咽頭残留の有無（これは誤嚥リスクに関係する）についても経口摂取能力と適切な
食形態選択を決定するためにあわせて評価する.

注意点：広範囲の複合的な喉頭挙上によって呼吸困難が起こる可能性がある.

Part IV
症　例

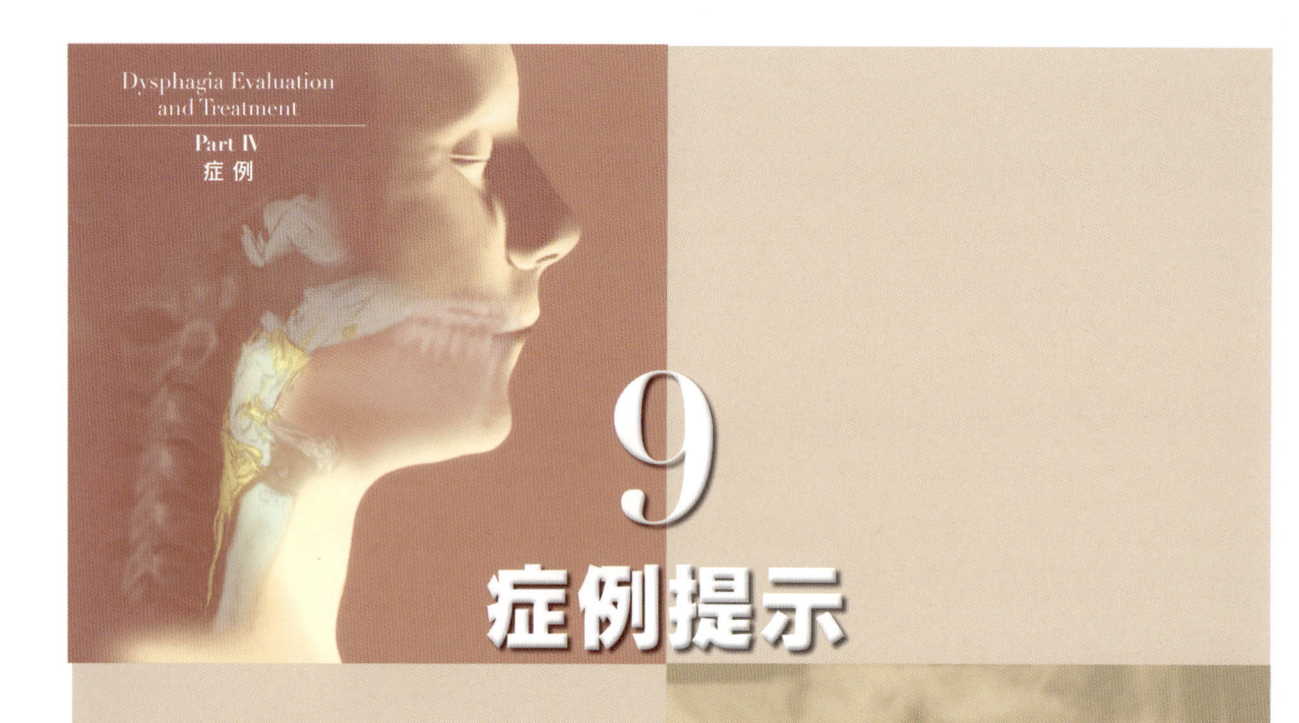

9

症例提示

Introduction

この章では，摂食嚥下リハビリテーションの包括的理解の
ために，3症例の評価，病態理解，対応方法，経過につい
て提示する．3症例をとおして共通に挙げられるキーポイ
ントは，下記の点である．

- 全身状態の管理
- 画像評価や機器を用いた病態把握と練習立案
- 姿勢調整と食形態にて難易度を調整した課題指向的練習
  の実施
- 生理学的異常の把握から導き出された要素別練習の実施
- チームアプローチによる対応

1 症例1

　59歳男性. 11か月前に重度の右視床出血を発症. 呼吸不全を呈し, 気管切開が施行された
が, 呼吸器の装着は不要であった. 抗てんかん薬 (バルプロ酸ナトリウム1日
900 mg) が投与されており, けいれんは起こしていない. 藤田医科大学病院リハビリテー
ション科に, 重度の摂食嚥下障害と繰り返す肺炎のために紹介され入院となった. 経鼻経
管チューブが留置されていた (**図9-1, 2**).

　入院時は傾眠状態であり, 見当識障害がみられた. 気管カニューレから多量の分泌物が
吸引され, 流涎と弱い咳も観察された. 呼吸困難感のため, スピーチバルブは短時間しか
使用できない状態であった. 右側への共同偏視もみられた. 左側の片麻痺と感覚消失, 左
半側空間無視, 注意障害, 記憶障害を含む高次脳機能障害もあったが, 失語症と失調はみ
られなかった. ADLは運動FIM (機能的自立度評価法) が16/91点, 認知FIMが16/35
点, 合計FIMが32/126点であった.

　摂食嚥下機能の初回評価では, 右に寄るカーテン徴候陽性, 舌左偏位, 舌の運動制限があ

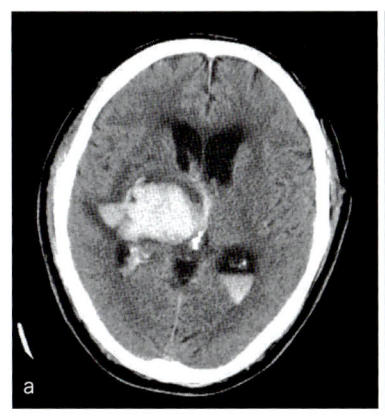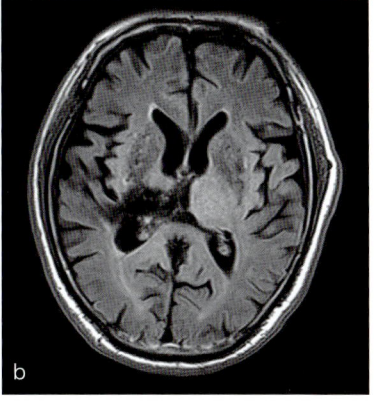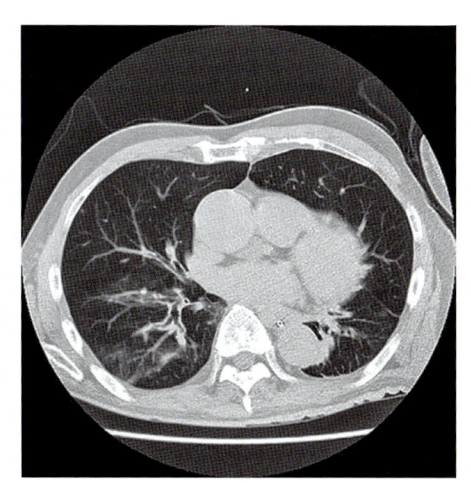

図9-1　脳CT画像所見
(a) 発症時の脳CT軸位断面像. 白い部分が右視床出血, 出血周囲の黒い部
　分は浮腫を示す.
(b) 藤田医科大学病院リハビリテーション科入院時の脳MRI軸位断面像.

図9-2　胸部CT画像所見
藤田医科大学病院リハビリテーション科入院
時の肺CT画像. 両下肺野 (右に強い) に浸潤
影を認め, 唾液誤嚥による慢性炎症を疑う.
患者は経口摂取をしておらず, 重度の摂食嚥
下障害が疑われた.

り，口腔機能不良であった．RSSTは2回と異常を認めた．異常所見および問題点の明確化，治療計画の立案目的で機器を用いた評価を実施した．

1 機器を用いた摂食嚥下機能評価

入院翌日にVEを施行した．ハニー状とろみ水とゼリーでは，嚥下中誤嚥および咽頭残留は認めなかった．しかし，口腔内残留があり口腔内に貯留していた唾液とともに嚥下後に下咽頭に流入し，誤嚥を生じた．DSSは2と判断された．

2日後にVFを施行した．所見は**表9-1**と**図9-3**に示した．初回VF（**表9-1**）では，喉頭侵入，誤嚥，咽頭残留（喉頭蓋谷，梨状窩）は認めなかったが，口腔からの食塊の送り込み不良があるためリクライニング位を試した．45度では早期咽頭流入が増強されるため，60度が口腔保持，送り込みともに良好な姿勢であると判断した．また，軽度の食道蠕動運動障害を認めた．ハニー状とろみ水，ネクター状とろみ水，液体，ゼリー，全粥ともに同様の傾向であり，液体10mL，液体コップ飲み，二相性食物は安全性を考えて施行しなかった．

初回VFでの問題点は，嚥下後の口腔残留と食塊コントロール不良であった．VF中に誤嚥は生じなかったものの病棟に帰ってからバリウム混じりの痰が気管チューブから大量に吸引された．これは誤嚥の存在を示し，VF後に口腔残留を誤嚥したことが推測された．したがって，DSSはVE評価と同様に「2（食物誤嚥）」と判断された．

VEとVFの結果から，口腔と舌の機能不全による口腔残留と食塊コントロール不良（食塊形成と送り込み）が本症例の主要な問題点であり，咽喉頭の感覚低下および意識障害により，気道防御機構が障害されていることが嚥下後誤嚥の原因となったと考えられた（**表9-2**）．

2 治療経過

栄養手段は，主として経鼻経管チューブを用いた．言語聴覚士は昼食時にネクター状とろみ水，ペースト粥，ペースト粒あり食を用いて課題指向的摂食嚥下練習を60度リクライニング位で行った．要素別練習としては口唇練習，舌可動域練習（前方突出，左右，舌尖挙上），ペコパンダ（JMS）を用いた舌圧練習を施行した．また，理学療法による排痰練

表9-1　初回VF所見

姿勢			検査食の形態	検査食の量	所見
方向	リクライニング角度	頭部			
側面	45度	正中	ハニー状とろみ水	4mL	・口腔残留 ・食塊形成と送り込み不良 ・喉頭侵入なし ・誤嚥なし ・咽頭残留なし
			ネクター状とろみ水	4mL	
			液体	4mL	
側面	45度	正中	全粥	小スプーン1/2	・口腔残留 ・口腔期延長と咀嚼不良 ・喉頭侵入なし ・誤嚥なし ・咽頭残留なし
側面	60度	正中	ハニー状とろみ水	4mL	・口腔残留 ・食塊形成と送り込み不良 ・喉頭侵入なし ・誤嚥なし ・咽頭残留なし
			ネクター状とろみ水	4mL	
			液体	4mL	
側面	60度	正中	全粥	小スプーン1/2	・口腔残留 ・口腔期は短縮したがまだ遅く，咀嚼不良 ・喉頭侵入なし ・誤嚥なし ・咽頭残留なし
正面	60度	正中	ハニー状とろみ水	4mL	食道蠕動運動やや遅延

姿勢を60度リクライニング位に変更する途中で，口腔残留が喉頭蓋谷，梨状窩に流入していた．

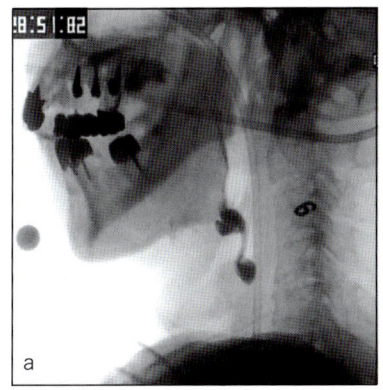 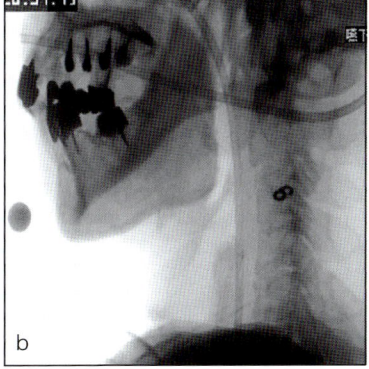

図9-3　ハニー状とろみ水4mLでのVF画像
(a) 食塊形成不良と1回の嚥下での口腔から咽頭への送り込み不良．
(b) 嚥下後の口腔残留．

表9-2 初回評価の所見と生理学的異常

期	所見	生理学的異常
口腔期	口腔残留	・舌を含む口腔運動障害
咽頭期	・VFでは喉頭侵入なし，誤嚥なし，咽頭残留なし ・臨床的には気管カニューレから多量に分泌物が吸引され，誤嚥を疑う	・正常範囲内（随意的な嚥下時） ・気道防御機構の障害

注）認知機能障害がVFの結果に影響を与えた可能性も考えられた．

表9-3 初期評価に基づいた練習プラン

所見	生理学的所見	機能的アプローチ	姿勢と食事形態
口腔残留	・口腔運動障害 ・舌筋力低下	舌，口唇練習 　・舌の可動域練習 　・舌筋力増強練習 　・口唇強化練習 咀嚼練習	姿勢調整 　・60度リクライニング位 食事形態 　・嚥下調整食（刻みとろみ食） 　・とろみ付加（ネクター状とろみ水）

注）リハビリテーション　40分/回，1回/日，6回/週．

習を実施した．

　生理学的所見に基づいて行った治療を**表9-3**にまとめた．

　練習時，カフを脱気し，気管カニューレにスピーチバルブを装着し，唾液誤嚥のコントロールと発声練習を実施した．嚥下調整食を用いた課題指向的練習の開始2日後に，高熱ではないが熱発がみられたため，摂食練習は中止した．その間，要素別練習は継続した．全身状態は安定しており，分泌物増加や白血球増加はみられなかった．CRPは軽度上昇し，単純X線像で右下葉に軽度の浸潤影を認めた．食物ではなく唾液による誤嚥と判断し，カフは脱気せずに言語聴覚士による課題指向的練習を慎重に再開した．病棟看護師は食事後に患者の観察を行った．

　これまで痙攣の既往はないため，9日間の摂食嚥下リハビリテーション後に，抗てんかん薬を中止した．すると覚醒レベルは上昇し，摂食嚥下練習への協力が得られるようになった．覚醒状態の改善とともに徐々に解熱し，その後10日間で血液生化学データも正

表9-4　2回目のVF所見（初回VFの37日後）

姿勢			検査食の形態	検査食の量	所見
方向	リクライニング角度	頭部			
側面	90度（座位）	正中	ハニー状とろみ水	4mL	・口腔残留減少し，2回目の嚥下で残留をクリア可能
			液体	4mL	・食塊形成と送り込み改善 ・喉頭侵入なし ・誤嚥なし ・咽頭残留なし
			液体	10mL	・咽頭への早期流入 ・浅い喉頭侵入（PAS2）
			コンビーフ	8g	・口腔残留軽度 ・咀嚼時間延長，食塊形成不良
			コンビーフ＋液体	4g＋3mL	・口腔残留 ・浅い喉頭侵入（PAS2）
			液体コップ	30g	・口腔残留 ・声帯に達する深い喉頭侵入（PAS5）
			液体ストロー	30g	
正面	90度（座位）	正中	ハニー状とろみ水	4mL	・食道蠕動運動遅延，軽度食道残留

PAS : Penetration- Aspiration Scale

常範囲内となった．発動性改善に伴う嚥下反射惹起の向上を狙い，アマンタジンを開始時50mg/日，翌週から100mg/日投与した．

　摂食嚥下能力は徐々に改善し，1か月後に十分な経口摂取が1日3食可能になった時点で経鼻経管チューブを抜去した．分泌物も減少し，気管チューブも抜去することができた．RSSTは4回，MWSTは5点，舌圧は22.2±2.1kPaとなった．

　初回VFから37日目に生理学的変化とリハビリテーションの効果を確認するために再度VFを行った（表9-4）．

　2回目のVF結果では，口腔機能の改善（食塊形成と送り込み）と口腔残留の減少を認めた．咀嚼能力も改善した．しかし，コンビーフの咀嚼，二相性食物や液体の量が多くなった場合には，舌の機能障害やコントロール不良が依然みられた．VF後，課題指向的練

表9-5　3回目のVF所見（初回VFの59日後）

姿勢			検査食の形態	検査食の量	所見
方向	リクライニング角度	頭部			
側面	90度（座位）	正中	ハニー状とろみ水	4mL	・口腔残留軽度 ・喉頭侵入なし ・誤嚥なし ・咽頭残留なし
			液体	4mL	
			液体	10mL	・咽頭への早期流入なし ・口腔残留軽度 ・浅い喉頭侵入（PAS2）
			コンビーフ	8g	・2回目のVFと比較して咀嚼時間短縮 ・口腔残留軽度 ・食塊形成と送り込み改善
			コンビーフ＋液体	4g＋5mL	・口腔残留 ・浅い喉頭侵入（PAS2）
			液体コップ	30g	・口腔残留 ・浅い喉頭侵入（PAS3）
正面	90度（座位）	正中	ハニー状とろみ水	4mL	・食道蠕動運動遅延，軽度食道残留

PAS：Penetration- Aspiration Scale

習，要素別練習ともに負荷量を増やし，継続した.

　DSSは4（機会誤嚥）と判断され，食事形態は段階的に咀嚼調整食までアップした. 水分は誤嚥のリスクがあるためネクター状のとろみを継続した. RSSTは4回，MWSTは5点，舌圧は24.8±1.7kPaとなった. 初回のVF約2か月後に3度目のVFを行った.

　3回目のVF結果（**表9-5**）では，口腔機能と咀嚼能力が改善し，口腔，舌のコントロールが良好になった. 口腔残留は残存したものの減少した. 液体コップ飲みも2回目の嚥下造影検査時のような深い喉頭侵入はみられなかった. DSSは6（軽度問題）に改善した.

　患者の食事形態は段階的に軟飯軟菜食，液体とろみなしまで改善し最終的には常食を自力摂取可能となった. こうした改善は，意識状態の改善や摂食嚥下リハビリテーションさらに自然治癒力などの複合的効果が寄与したと考えられた. DSS，ESSスコアの変化およ

表9-6　練習内容の要約と結果

日数	検査	DSS	ESS	練習内容	推奨された食事形態	推奨された姿勢
入院前		1	1		経口摂取なし	
0	VF	2	2	舌，口唇運動 ・舌可動域練習（前後，左右，舌尖挙上を各10回，3セット） ・舌筋力増強練習（ペコパンダを使用） ・口唇強化練習 咀嚼練習	・刻みとろみ食 ・ペースト粥 ・ネクター状とろみ水	60度リクライニング位
37	VF	4	4		37日後 ・刻みとろみ食 ・全粥 ・ネクター状とろみ水	座位
					44日後 ・咀嚼調整食汁物とろみ ・全粥 ・ネクター状とろみ水	
59	VF	6	4		59日後 ・軟菜 ・軟飯 ・ネクター状とろみ水	座位
					64日後 ・軟菜 ・軟飯 ・液体	
78		6	5		78日後 ・常菜 ・軟飯 ・液体	

び行われた治療について**表9-6**にまとめた.

3 まとめ

　右視床出血11か月後の紹介時には患者は直接練習の度に繰り返す誤嚥性肺炎を認めたために経口摂取は不可能であったが，入院59日後には常食に近い食事が摂取可能となった．本症例は次のように問題点を有していた.

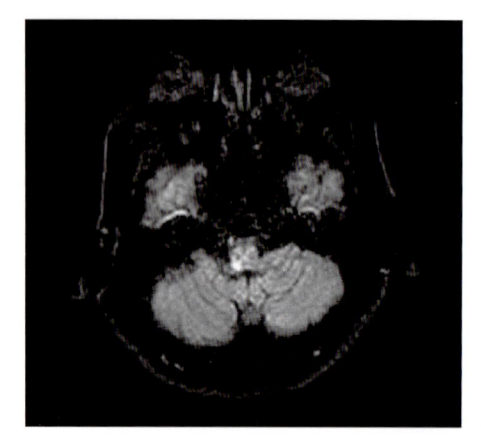
図9-4

1. 意識レベル（覚醒レベル）低下，抗けいれん薬使用による低活動性
2. 誤嚥

（a）気管切開チューブからの唾液誤嚥.

（b）口腔運動障害，特に舌運動障害低下による誤嚥.

　これらの問題点に対し，摂食嚥下に関わるすべての要素の詳細な評価と体系的な介入を遂行できたことが良好な帰結につながった．また本症例からtransdisciplinaryチームアプローチが摂食嚥下治療において重要であることが示唆された．医師は患者の熱発，痰の量などの症状について言語聴覚士や看護師と話し合い，これらが重篤な肺炎の徴候であるか，練習継続が可能かを検討し，練習処方をどのようにするかについて決定した．理学療法士は排痰練習を実施した．言語聴覚士や看護師は，訓練のステップアップのためにその効果を定期的に評価し，また，誤嚥性肺炎の徴候を常に観察して医師に報告した．誤嚥性肺炎の徴候を早期につかむことは安全に治療を進めるうえで不可欠であり，チーム全体で対応する必要がある．

2 症例2

　49歳男性．右延髄外側症候群を近医で診断され，翌日藤田医科大学に入院した．主訴は，嚥下困難感と右目閉眼困難さであった．既往歴はなし．

　初期評価：意識清明で見当識は良好であった，Horner症候群，左に寄るカーテン徴候，右側顔面と左体幹の痛覚と温覚障害，右上肢の重度失調，Romberg徴候を認めた．

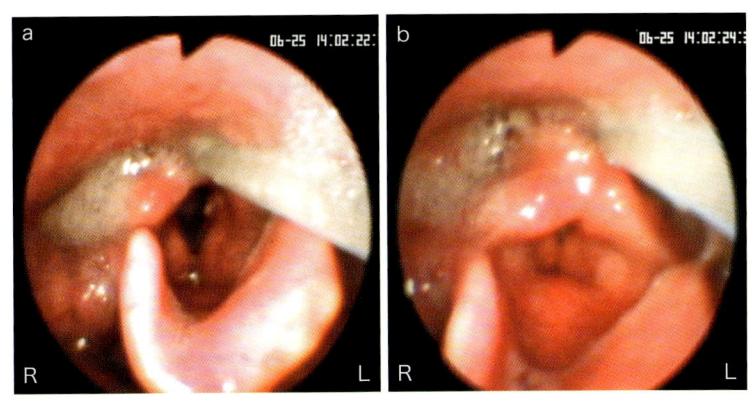

図9-5　(a) 下咽頭に多量の分泌物が貯留し，空嚥下でもクリアされない．
　　　　(b) 声帯運動は異常なし．

運動FIM63/91点，認知FIM35/35点で合計FIM98/126点であった．

初期嚥下評価：唾液嚥下困難で，たえず痰と唾液を喀出していた．舌の運動可動域は良好であった．スクリーニングでは，RSST5回，MWST3点（むせあり）であった．ESSは1（経管のみ）であった．

1 画像評価

発症12日目にVEとVF評価を実施した．VE所見では，痰・唾液の貯留を下咽頭に多量に認め，クリアランス不良であった．声帯麻痺は認めなかった（**図9-5**）．DSSは「2（食物誤嚥）」と判断され，ESS1（経管のみ）が推奨された．リクライニング60度，右頭部回旋で，嚥下開始食としてのゼリーを用いた課題指向的嚥下練習が開始された．

VF評価は座位姿勢で開始した．嚥下中誤嚥は認めなかったが，多量の梨状窩残留により嚥下後誤嚥を認めた．残留による誤嚥を防御するために，座位からリクライニング45度に調整して姿勢調整の効果を判定した．リクライニング45度位では誤嚥を認めなかった．残留は反復嚥下にて軽減したが，完全には除去することができなかった．そこで，前後像で食塊通過の左右差を確認した．右側の咽頭麻痺があり，食塊は左UESのみを通過した．姿勢調整による空間操作の効果を判定するために，左右それぞれの頭部回旋を施行し，右回旋が食塊の残留除去に有効であることが確認された（**図9-6**）．リクライニング60度と右頭部回旋が誤嚥を防止できる安全な条件であると評価された．

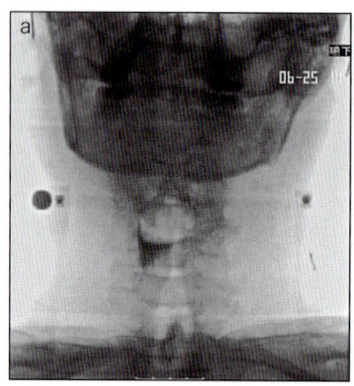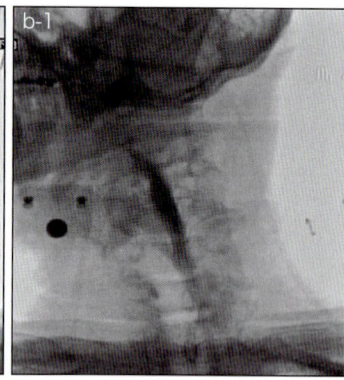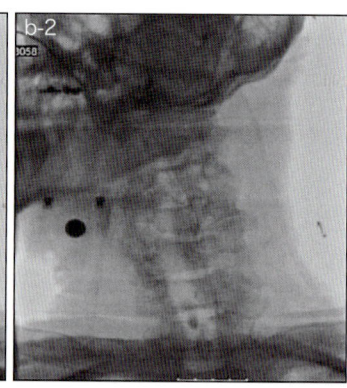

図9-6　ハニー状とろみ水4mLを摂取時の頭部右回旋の効果
(a) 嚥下後に右梨状窩の食塊残留を認めた.
(b-1) 頭部右回旋で嚥下すると食塊は左咽頭を通過. (b-2) 嚥下後の梨状窩残留は認めなかった.

　口腔期の問題は認めなかった. 咽頭期の問題が中心であり, 右梨状窩の残留が原因で, PAS7レベルの誤嚥を呈することが問題として挙げられた. この残留からの誤嚥を防止するためには姿勢調整が効果的で, リクライニングと頭部回旋が推奨された. VF所見を**表9-7, 8**にまとめた.

　咽頭残留の病態の理解を促進するために, VFでは定量的に評価できない咽頭収縮とUES開大についての障害の有無を明らかにするために嚥下CTが施行された.

　CT所見では咽頭収縮の低下とUES開大の低下および舌骨喉頭の運動低下が指摘され, VFの所見を補完した (**図9-7**).

2 練習経過

　病態にあわせた練習プログラムが立案された (**表9-9**). **表9-7**に示したように, 姿勢調整 (リクライニング座位, 頭部右回旋) と食形態の調整を効果的に用いながら課題指向的練習を行った. 同時に要素別練習として, 舌骨上筋群を増強しUES開大を促進する目的でShakerエクササイズを実施した. 患者の状態にあわせ, 舌骨喉頭挙上時間と量の増加を強化しUES開大を促進するMendelsohn手技の練習も追加した. さらに, UES開大不全による梨状窩の多量残留が誤嚥のリスクにつながるため, バルーン拡張法の導入も検討され, VFの評価のなかでその効果を検討した. 嚥下後の誤嚥は依然認めたものの, バ

表9-7　初回VF所見（発症12日目）

姿勢調整			検査食の形態	検査食の量	所見
方向	リクライニング角度	頭部			
側面	90度	正中	ハニー状とろみ水	4mL	梨状窩残留多量 嚥下後誤嚥，むせあり，PAS7
側面	45度	正中	ハニー状とろみ水	4mL	誤嚥なし 梨状窩残留（反復嚥下にて残留軽減）
前後	45度	正中	ハニー状とろみ水	4mL	食塊は左UESを通過 右梨状窩に残留（反復嚥下にて残留軽減）
前後	45度	右回旋	ハニー状とろみ水	4mL	食塊は左UESを通過 残留なし
前後	45度	左回旋	ハニー状とろみ水	4mL	食塊は右UESを少量通過 右梨状窩に残留
側面	60度	右回旋	ハニー状とろみ水	4mL	食塊通過改善 残留軽減，誤嚥なし

表9-8　初回評価の所見と生理学的異常

障害された期	所見	生理学的異常
咽頭期	・梨状窩残留 ・1回目の嚥下後の誤嚥	・舌骨喉頭の前方移動の低下 ・咽頭収縮低下 ・不完全な食道入口部開大

口腔・舌機能と喉頭閉鎖には異常を認めない．

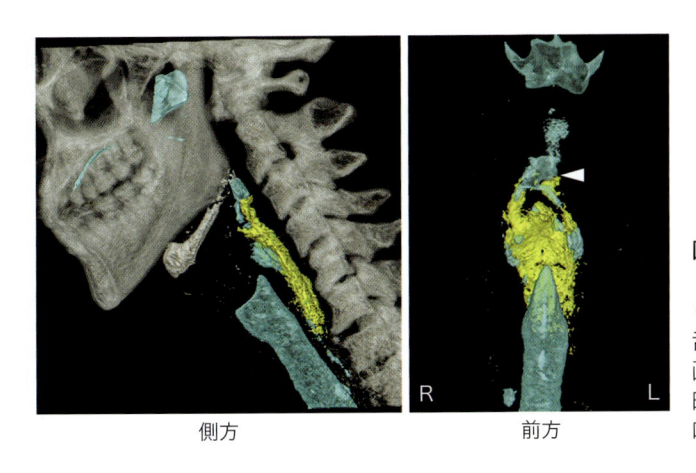

側方　　　　　　　前方

図9-7　ネクター状とろみ水7mL嚥下時の3D-CT像
（左）側方像，（右）後方像．
舌骨が最大前方位に到達したときの画像である．食塊（黄色）がUES通過時，咽頭腔（青）が残っており（◄），咽頭収縮の低下を示す．

表9-9　初期評価に基づいた練習プラン

所見	生理学的異常	機能的アプローチ	姿勢と食形態
咽頭クリアランス低下，梨状窩残留による嚥下後誤嚥	・舌骨喉頭の前方移動の低下 ・咽頭収縮の低下 ・UES開大低下	・Shakerエクササイズ ・Mendelsohn手技 ・バルーン拡張	姿勢調整： ・60度リクライニング位 ・右頭部回旋 食形態の調整： ・嚥下調整食（エンゲリード） ・とろみ水（ハニー状とろみ水） 方略： ・一口につき2～3回嚥下 ・咳払い

リハビリ頻度：40分/回，1回/日，6回/週

ルーン拡張法により残留の減少につながった．この結果を受けて，摂食練習前にバルーン拡張法を実施した．バルーン拡張法による嘔吐反射は認めなかった．また，咽頭残留の除去のために，反復嚥下と咳払いによるクリアランスを方略として用いた．

　課題指向的練習では，エンゲリードとハニー状とろみ水を用いた．エンゲリードはスライス状にして実施，また一口につき2～3回嚥下することを指示した．適宜VEにて評価を実施し，15病日目より食事を開始した．食形態は刻みとろみ食およびネクター状とろみ水で初めは1食から開始し，段階的に摂食量を増加した．段階的に，咀嚼調整食，軟飯まで食形態をアップすることができ，経鼻経管栄養を抜去することができた．しかし依然，誤嚥を認め，液体のとろみ負荷は必要だった．DSS3（水分誤嚥）でDSSの改善は認めなかったが，ESSは3（経管＞経口）から4（経口のみ調整要）となった（**図9-8**）．

　初期VFから17日目に再度VF評価を実施した（発症後29日）．全体的に改善を認めていたため，姿勢調整は行わず座位で評価を行った（**表9-10**）．①梨状窩残留の軽減，②すべての検査食で誤嚥なしという所見であり，舌骨喉頭の前方移動およびUES開大の改善を認めた．

　CTによる再評価にて嚥下中の咽頭腔体積の縮小を認め，咽頭収縮改善が示された（**図9-9**）．初期評価では食塊の57.5%が梨状窩に残留したが，再評価では0.6%まで軽減した．

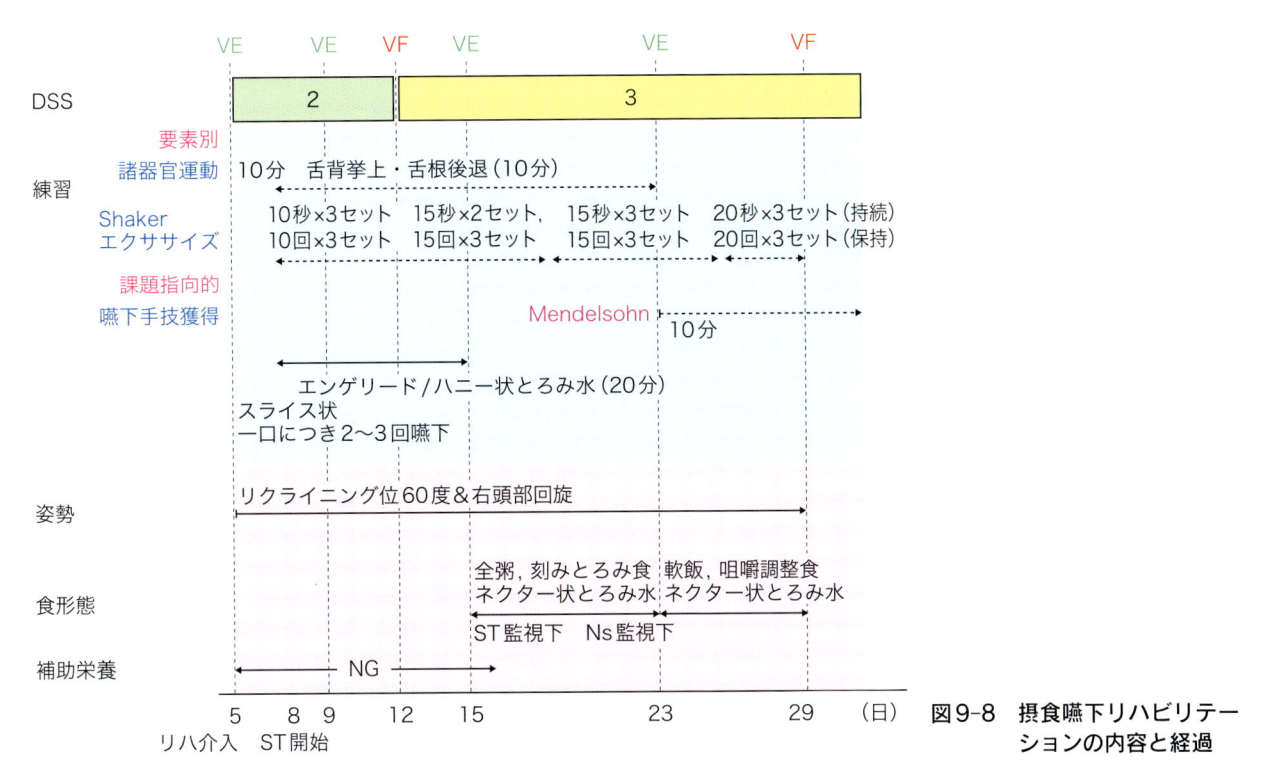

図9-8 摂食嚥下リハビリテーションの内容と経過

表9-10 2回目のVF所見（発症29日目）

姿勢調整			検査食の形態	検査食の量	所見
方向	リクライニング角度	頭部			
側面	90度	正中	ハニー状とろみ水	4mL	誤嚥なし 梨状窩残留少量（反復嚥下にてクリアランス可）
側面	90度	正中	液体	4mL	誤嚥なし 咽頭残留なし
側面	90度	正中	液体	10mL	誤嚥なし 梨状窩残留少量（反復嚥下にてクリアランス可）
側面	90度	正中	コップ	30mL	
側面	90度	正中	コンビーフ	8g	
側面	90度	正中	コンビーフ＋液体	4g＋5mL	
前後	90度	正中	ハニー状とろみ水	4mL	左UESの通過良好

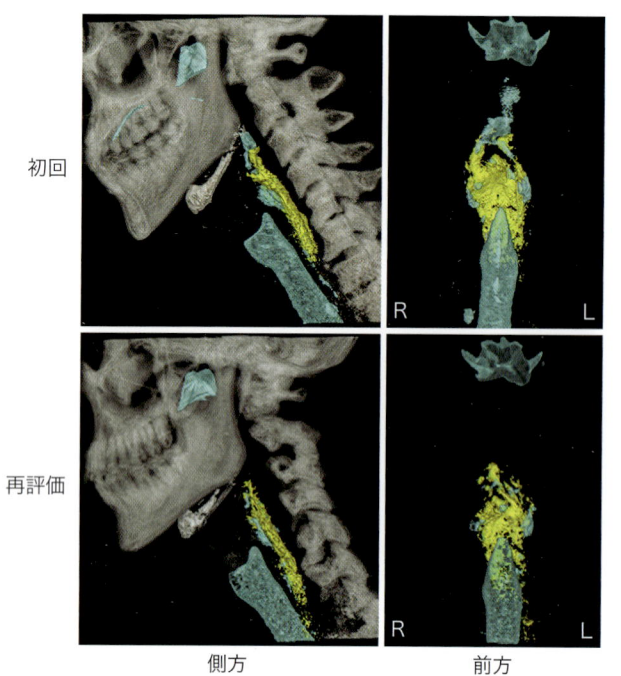

側方　　　　　　前方

図9-9　ネクター状とろみ8mL嚥下時の3D-CT像
上段：初回時.
下段：再評価時.
いずれも左：側方像, 右：後方像.
再評価時は, 食塊がUES通過時に咽頭腔がほぼ消失している.

❸ まとめ

　本症例は, DSS初回2（食物誤嚥）から4（機会誤嚥）, ESSは初回2（経管＞経口）から5（経口のみ, 調整無）まで改善を認めた（**表9-11**）. 画像評価により, 生理学的異常をつきとめ, 病態に合わせた適切な治療プログラムを遂行できたことが良好な帰結につながった. VFやVEを用いて病態を正確に理解し, 最も有効な治療計画をたてる必要性が示された. 本症例は, 適切な評価に基づいた練習, 姿勢調整, 食形態の調整が誤嚥除去に効果的であり, 適切な難易度の練習をくりかえすことで嚥下機能の改善を促進できた.

　重力の影響で意図しない頭部回旋側に食塊が流入し, かえって誤嚥リスクを高める場合もあり, VE, VFなどの画像で確認すべきである.

　姿勢調整でリクライニング位と頭部回旋の組み合わせには注意が必要である.

　確実に意図した側に食塊を導くためには体幹回旋が有効である. 本症例であれば, 通過

表9-11　練習内容の要約と結果

日数	検査	DSS	ESS	練習内容	推奨された食事形態	推奨された姿勢
入院前		2	1			
5	VF	2	2	口腔練習 Shaker エクササイズ	エンゲリード ハニー状とろみ水	60度リクライニング位 右頭部回旋
12	VF	3	3	Shaker エクササイズ バルーン拡張法	刻みとろみ食 全粥 ネクター状とろみ水	60度リクライニング位 右頭部回旋
23	VE	3	4	Shaker エクササイズ Mendelsohn 手技 バルーン拡張法	咀嚼調整食・汁物とろみ 軟飯 ネクター状とろみ水	60度リクライニング位 右頭部回旋
29	VF	4	5	Shaker エクササイズ Mendelsohn 手技	常食 軟飯 液体	座位 (咽頭残留感があったとき右回旋)

運動強度は徐々に増加，10秒間の等尺性運動を10回→15秒/15回→20秒/20回→30秒/20回

良好な左側に食塊を誘導するために，リクライニング位で左に体幹回旋することが推奨される．

　症例3

　75歳男性．左咽頭痛，頸部痛，左耳周囲の疱疹，摂食嚥下障害にて受診した．帯状疱疹ウイルス感染による多発性脳神経炎と診断された．VEでは，左軟口蓋，喉頭蓋，披裂に水泡を認め，左声帯に麻痺を認めた．入院後，抗ウイルス，ステロイドを含めた積極的な治療が行われたが，左顔面麻痺を発症し，摂食嚥下障害が残存した．一過性の誤嚥性肺炎を繰り返し，19病日目に胃瘻造設が施行された．

　藤田医科大学転院時（発症135病日）は，経口摂取不可（胃瘻）であった．既往歴に糖尿病，下肢閉塞性動脈硬化症，心房細動，両側の慢性中耳炎があった．また喫煙歴（40箱/年）があり，1日500mLのビールを飲酒していた．転院時，意識清明，見当識は保たれ，顔面に発疹はなかった．不脈整で左下肺野にラ音を聴取した．顔面麻痺，構音障害は認め

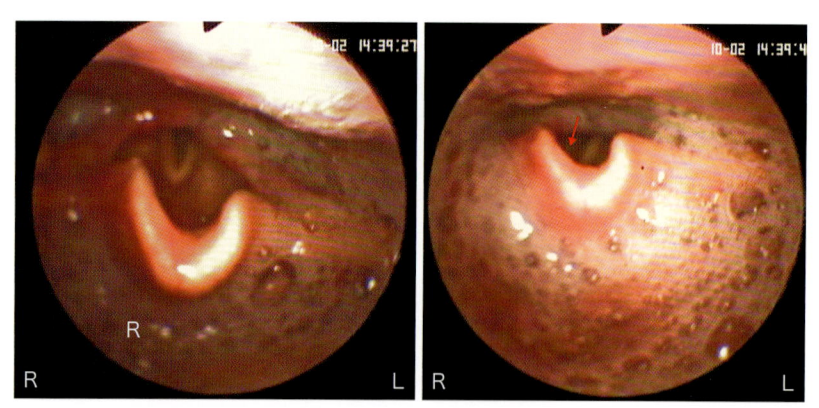

図9-10　下咽頭に唾液が貯留している．嚥下によるクリアランスは不十分であり，誤嚥のリスクを高めていた．

なかったが，三叉神経第3枝支配の領域の感覚低下，両側聴力障害を認めた．ADLは部分介助で，運動FIM73/91点，認知FIM26/35点で合計FIM99/126点であった．頭部MRIで軽度の脳萎縮を認めた．

　初回の嚥下評価は，軽度の嗄声，左軟口蓋麻痺を認めた．明らかな舌の麻痺や萎縮は認めなかった．嚥下スクリーニングでRSSTは8回であった．DSSは2（食物誤嚥）と判断され，ESSは1（経管のみ）であった．舌圧は24.40±2.25kPaであった．

1 機器を用いた摂食嚥下機能評価

　発症144病日目にVE，VFが施行された．VEでは左軟口蓋麻痺，咽頭収縮不良，左声帯麻痺が指摘された．唾液が咽頭内に貯留し，嚥下するもクリアランス不十分であった．唾液誤嚥も確認された（**図9-10**）．初回VF結果を**表9-12**に示す．45度リクライニング位と60度リクライニング位では所見に差異はなく，角度の違いによる重力の効果は明らかではなかった．一方，姿勢調整のうち空間の操作を利用した調整は有効で，右頭部回旋は，梨状窩残留を減らし，左頭部回旋に比べ誤嚥のリスクを軽減させた．しかし，咽頭残留物は，姿勢調整のみでは軽減させることができなかった．数種類の検査食を60度リクライニング位で施行した結果，以下が明らかとなった．

・ゼリーで咽頭残留が最も少ない．

・咀嚼が必要な食物（粥や硬いゼリー）では咽頭残留が多くなり，誤嚥のリスクが増す．

表9-12 初回のVF所見（発症144日）

姿勢			検査食の形態	検査食の量	所見
方向	リクライニング角度	頭部/体幹			
側面	45度	正中	ハニー状とろみ水	2mL	・食塊は口腔底に置かれ，舌背上へ食塊を何度もすくい上げる必要 ・梨状窩残留（反復嚥下にてクリアランス可能） ・喉頭侵入・誤嚥なし
側面	60度	正中	ハニー状とろみ水	2mL	・口腔期延長，食塊操作不良で舌下に口腔残留 ・浅い喉頭侵入（PAS2）
正面	60度	正中	ハニー状とろみ水	2mL	・両側の食塊通過，多量の梨状窩残留（左＞右）
		右頭部回旋	ハニー状とろみ水	2mL	・左頭部回旋でより多くの梨状窩残留，喉頭侵入
		左頭部回旋	ハニー状とろみ水	2mL	
側面	60度	右頭部回旋	ハニー状とろみ水	3mL	・舌下に口腔残留 ・梨状窩残留（反復嚥下にてクリアランス可能） ・喉頭侵入・誤嚥なし
			軟ゼリー	薄いスライス	・咽頭残留軽減 ・喉頭侵入・誤嚥なし
			全粥	1/4杯	・咀嚼遅延，口腔操作不良で口腔残留 ・梨状窩残留多量，浅い喉頭侵入（PAS2） ・咽頭食道逆流
			硬ゼリー	薄いスライス	・口腔操作不良 ・梨状窩残留からの不顕性誤嚥（PAS8）
			ネクター状とろみ水	3mL	・浅い喉頭侵入（PAS3）
側面	75度	右頭部回旋	ハニー状とろみ水	2mL	・反復嚥下中に残留誤嚥（PAS6）
側面	60度	右体幹回旋	ハニー状とろみ水	2mL	・不顕性誤嚥（PAS8）
		左体幹回旋	ハニー状とろみ水	2mL	・UESの食塊通過良好 ・誤嚥なし，梨状窩残留軽減

表9-13 初回評価の所見と生理学的異常

期	所見	生理学的異常
口腔期	・口腔残留 ・食塊保持，食塊形成，食塊移送の低下	・特に舌の運動低下を含む口腔運動障害，協調性の障害 ・舌口蓋閉鎖不良
咽頭期	・梨状窩残留 ・嚥下中誤嚥，嚥下後誤嚥	・舌骨喉頭の前上方運動の低下 ・喉頭閉鎖不全 ・咽頭収縮の低下（特に左側） ・UES開大不全

・リクライニング位もしくは頭部回旋のみでは，咽頭残留を十分に除去できない.

　これらの評価から，安全性と効率性を高めるためには，複合姿勢による重力と空間操作の両方を用いる必要があると判断され，リクライニング位と体幹回旋を組み合わせた複合姿勢の有効性が検証された．60度リクライニング位，左体幹回旋では，誤嚥は生じず，梨状窩残留は最小限に抑えることができた．DSSは3（水分誤嚥）と判断された.

　初回VF所見をまとめると，嚥下異常は口腔期，咽頭期の両方に認めること，また姿勢調整と食形態の調整で効果的に誤嚥を防ぎ，咽頭残留を減らすことができることが示された．VF所見に基づいた生理学的所見を**表9-13**に示す.

　VFと同期したHRMでは，咽頭収縮圧の低下とUES安静時圧の低下，特に左側での低下を認めた（**図9-11**）．針筋電図検査では，左輪状咽頭筋の干渉波の低下と左咬筋の安静時脱神経電位を認めた．右輪状咽頭筋および右咬筋は正常所見であった（**図9-12**）．左UES安静時圧の低下は，左迷走神経障害によるものと考えられた．さらに，嚥下CTでは，嚥下運動中の舌骨喉頭の前上方への移動軌跡が小さいことが示された（**図9-13**）.

2 治療経過

　初期評価に基づいて治療計画が立案された．口腔期と咽頭期のおもな異常所見を**表9-14**に示す．口腔顔面麻痺と舌口蓋の閉鎖不良により，食塊保持，形成，送り込みの障害がみられた．舌運動やプロセスリードを用いた咀嚼運動を含めた口腔顔面運動が行われた．咽頭期では，舌骨喉頭運動の低下，咽頭収縮不良，喉頭閉鎖不良を認めた．これらの

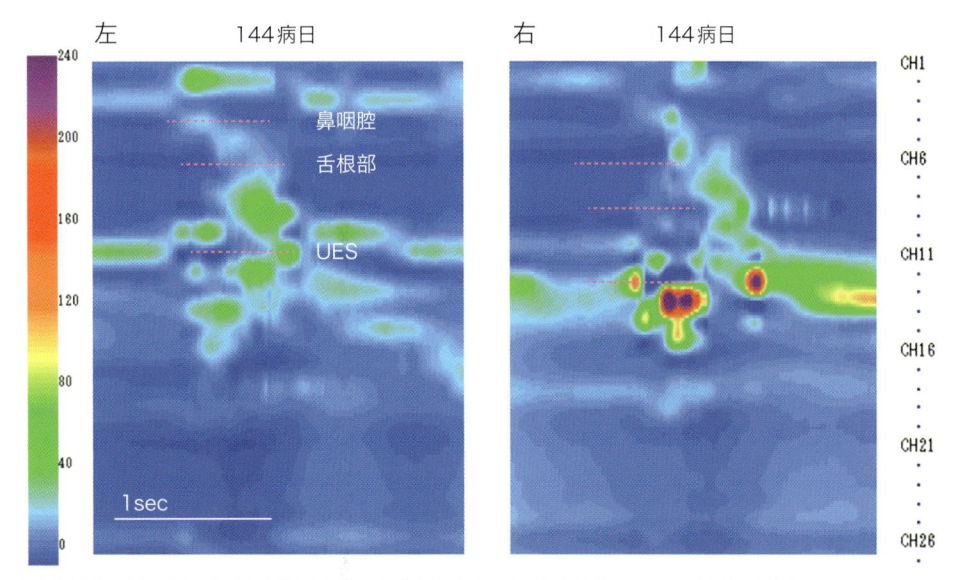

図9-11　HRMによる頭部正中位で唾液嚥下中の圧トポグラフィー（144病日）
左右梨状窩に別々にカテーテルセンサーを挿入し，計測した．左図は左側，右図は右側の梨
状窩を通してセンサーを挿入したときの嚥下反射中の圧トポグラフィーを示す．両側ともに
嚥下中の上咽頭圧，舌根部圧の低下を示し，UES安静時圧も低下していた．特に左梨状窩挿
入時の計測で低下が顕著であった．

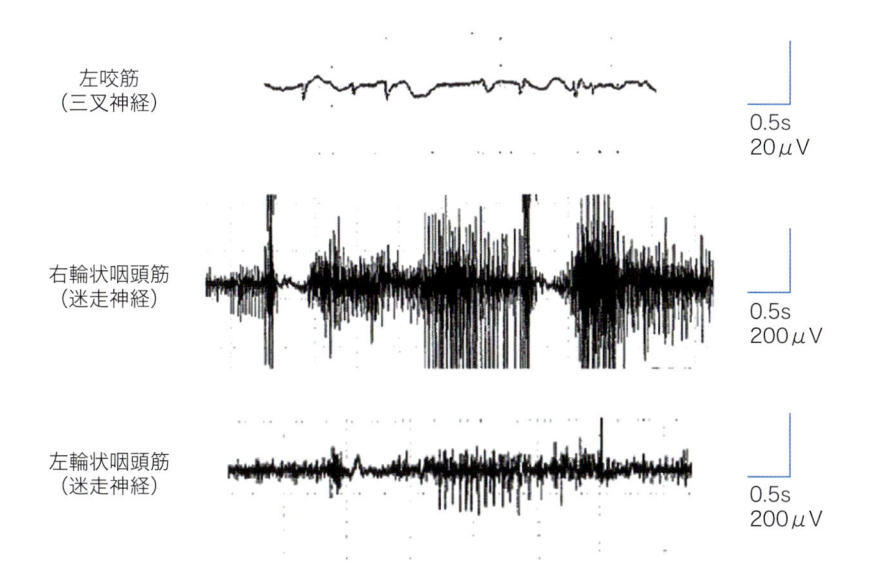

図9-12　針筋電図による咬筋・輪状咽頭筋の電位
針筋電図検査では左咬筋にて安静時に脱神経電位（陽性鋭波）を認めた．左右輪状咽頭筋に電極を別々に
挿入し計測したところ，左右とも嚥下反射のパターンは保たれていたが，左輪状咽頭筋で干渉波が低下
し，振幅低下がみられた．

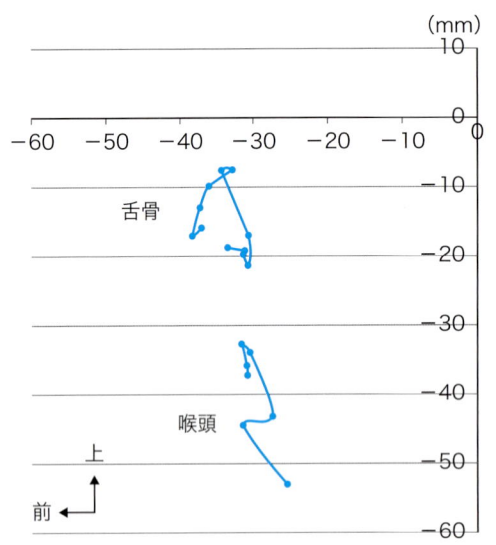

図9-13 嚥下CTによる舌骨，喉頭の運動軌跡（148病日）

舌骨，喉頭の前上方への運動が低下していた．(0, 0)は，C4椎体の前上方部とし，左が前方，上が上方を示す．

舌骨

喉頭

上
前←

表9-14　初期評価に基づいた練習プラン

所見	生理学的所見	機能的アプローチ	姿勢と食事形態
・口腔残留 ・食塊保持と操作不良	・口腔運動障害 ・舌口蓋閉鎖不良 ・舌筋力低下	・口腔運動 ・舌筋力強化練習・後退練習 ・咀嚼練習	姿勢調整： ・60度リクライニング位 ・左体幹回旋 食事形態： ・嚥下調整食（エンゲリード） ・とろみ付加（ネクター状とろみ水） 方略： ・一口につき2〜3回嚥下 ・咳払い
梨状窩残留と誤嚥	・舌骨喉頭の前上方運動の低下 ・喉頭閉鎖不全 ・咽頭収縮の低下（特に左側） ・UES開大不全	・Shakerエクササイズ ・前舌保持嚥下 ・Supraglottic swallow ・Mendelsohn手技	

　結果に基づき，舌保持運動，頭部挙上訓練（Shakerエクササイズ），Supraglottic swallow，Mendelsohn手技が行われた．それぞれの運動は適切な時期に開始し，運動強度を徐々に上げた（図9-14）．

　VFを行うことで，より安全な姿勢と食形態の調整を確立でき，課題指向的練習が開始された．課題指向的練習では，1日1回，STが昼食時にペースト食，ペースト粥，2mLのネクター状とろみ水嚥下を用いて行った．Swallow Chair（東名プレス）を用いて，60

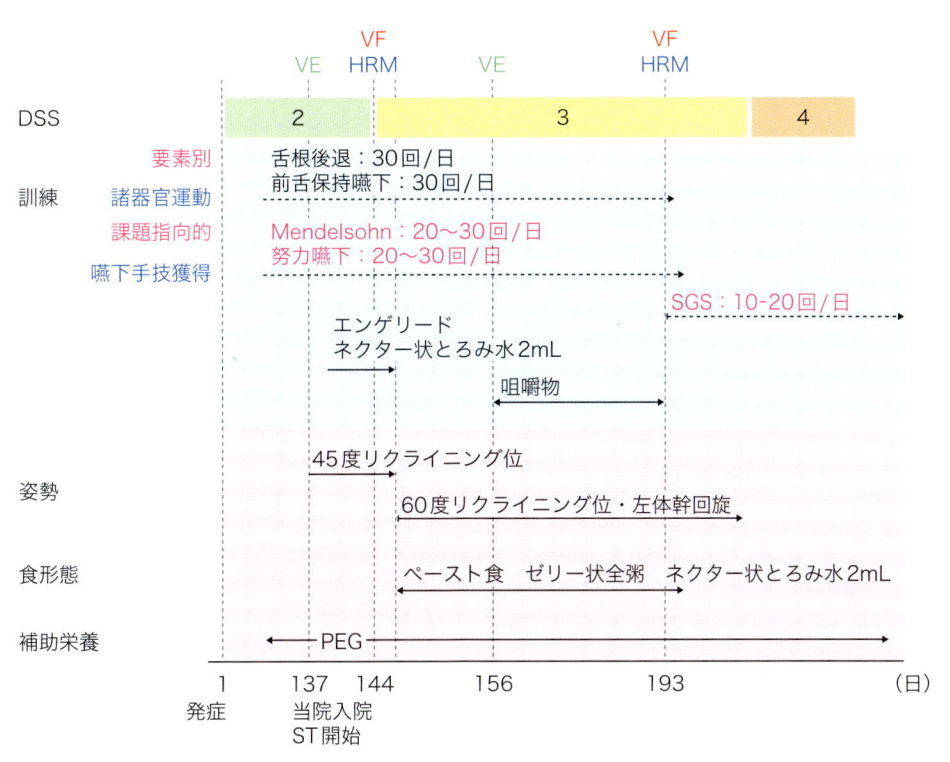

図9-14　摂食嚥下リハビリテーションの内容と経過

度リクライニング位で左体幹回旋位を調整して実施した．障害側は左側だが，VF所見により左体幹回旋にて左に食塊を誘導した方が誤嚥のリスクは低かった．この理由としては，右側の咽頭収縮は良好だが，喉頭閉鎖が不良なため右に食塊が流入すると嚥下時に食塊が咽頭収縮によって喉頭に押し出され，誤嚥を防御できなかったためと考えられる．一方，左側の咽頭収縮は不良であったが，左迷走神経障害のためUES安静時圧も低下しており，食塊のUES通過がより容易で食塊の誤嚥が軽減したと考えられた．嚥下能力は徐々に改善し，課題指向的練習中の経口摂取量が増えた．治療期間中の誤嚥徴候はみられなかった．193病日に行われたフォローアップのVE，VF，HRMでは，摂食嚥下障害の改善がみられ，治療計画を再考した．VEでは，軟口蓋挙上の改善と唾液の咽頭内貯留の改善がみられた．VF側面像にて，左頭部回旋のほうが右頭部回旋よりもハニー状とろみ水の咽頭残留が減少したことを確認した．しかし，ペースト粥では差がなかった．量が多くなると誤嚥のリスクが増し，ネクター状とろみ水のコップ飲みでは不顕性誤嚥を認めた（表9-15）．

表9-15　2回目のVF所見（193病日）

姿勢			検査食の形態	検査食の量	所見
方向	リクライニング角度	頭部			
側面	90度	正中	ハニー状とろみ水	3mL	・口腔内残留 ・梨状窩残留（反復嚥下にてクリアランス可能） ・喉頭侵入（PAS3）
		正中	ネクター状とろみ水	3mL	
		正中	ネクター状とろみ水	4mL	
正面	90度	正中	ハニー状とろみ水	3mL	・両側のUESを食塊通過，両側梨状窩に残留
		左回旋	ハニー状とろみ水	3mL	・左側に咽頭残留
		右回旋	ハニー状とろみ水	3mL	・左回旋時に比し，両側梨状窩により多く残留
		左回旋	全粥	1/3杯	・主に左梨状窩に残留 ・右回旋，左回旋で差異なし
		右回旋	全粥	1/3杯	
側面	90度	左回旋	全粥	1/3杯	・梨状窩残留，PAS2 ・右回旋，左回旋で差異なし
		右回旋	全粥	1/3杯	
側面	90度	正中	ネクター状とろみ水	6mL	・口腔内残留 ・不顕性誤嚥（PAS8）−1回目の嚥下後梨状窩残留が誤嚥
		左回旋	ネクター状とろみ水	6mL	・深めの喉頭侵入（PAS5）
		左回旋／頭部屈曲	コップ（ネクター状とろみ水）	30g	・口腔内残留 ・不顕性誤嚥（PAS8）−咽頭壁，梨状窩の残留増加
		左回旋	ストロー（ネクター状とろみ水）	30g	・深めの喉頭侵入（PAS5） ・口腔内残留，梨状窩残留
		左回旋	コンビーフ	4g	・口腔内残留 ・咀嚼時間延長，食塊形成不良 ・喉頭蓋谷残留，梨状窩残留，反復嚥下によるクリアランス不良
			コンビーフ＋ネクター状とろみ水	4g+5mL	・深めの喉頭侵入（PAS5）

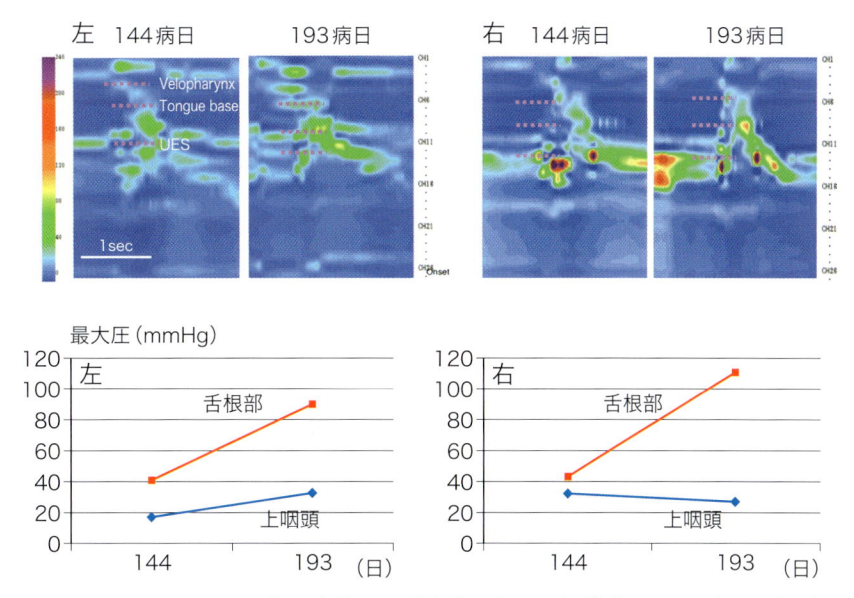

図9-15 HRMによる頭部正中位での唾液嚥下中の圧トポグラフィー（193病日）
舌根部の圧は舌根部，上咽頭部ともに改善された（とりわけ患側で顕著だった）.

　DSSは3と変化なかったが，改善がみられた．リクライニング位から座位姿勢が可能となり，左頭部回旋と頭部屈曲のみで摂取可能となった．右頭部回旋より左頭部回旋が有効になった理由は，健側である右側の筋力強化により，食塊の咽頭通過のクリアランスが向上し，喉頭閉鎖が強化されたことから誤嚥リスクが軽減したためと考えられた．舌圧は，24.4kPaから30.5kPaに改善した．HRMでは，**図9-15**のように，両側の舌根部圧の改善と左側の上咽頭部圧の改善がみられた．嚥下CTでは，舌骨喉頭運動が改善した（**図9-16**）.

　姿勢変化に加えて，食形態はペースト食レベルから全粥，調整とろみ食レベルになった（**表9-16**）．液体はとろみ付加で継続した．一口量は安全性を考慮して4mLとした．食事の頻度はSTの監視下で1日1回から，1日3回へと徐々に増加した．嚥下練習は継続した．

　最終的には，軟飯，軟菜食までアップできた．液体はとろみ付きで一口量を制限した．治療とDSS，ESSの変化を**表9-16**に示す.

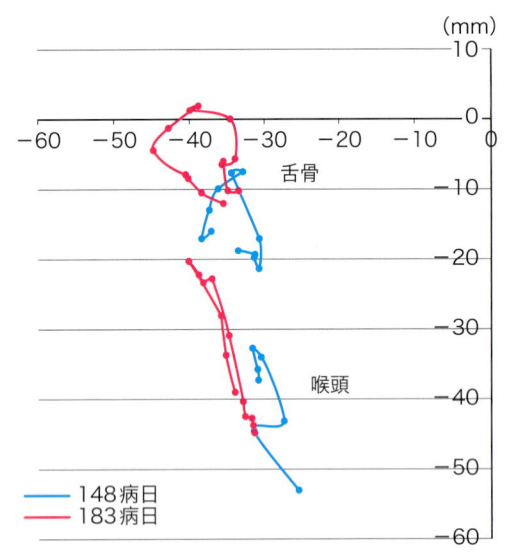

図9-16 嚥下CTによる舌骨喉頭の運動軌跡（148病日と183病日の比較）

舌骨・喉頭ともに初回評価に比べて前方，上方移動距離が改善した．

表9-16　治療経過と結果

日数	検査	DSS	ESS	練習内容	推奨された食事形態	推奨された姿勢
入院前		2	1			
144	VF	3	1	・口腔運動練習 ・舌筋力増強・舌後退練習 ・咀嚼練習	・ペースト食 ・ゼリー粥 ・ハニー状とろみ水	60度リクライニング位 左体幹回旋
193	VF	3	3	・前舌保持嚥下 ・頭部挙上訓練（Shakerエクササイズ） ・Supralottic swallow ・Mendelsohn手技	・全粥 ・調整とろみ食 ・ネクター状とろみ水	座位 左頭部回旋

③ まとめ

　当院転院時は，DSS2，ESS1（経管のみ，胃瘻）であったが，退院前には胃瘻が抜去でき，経口摂取可能となった．詳細な評価にて限界難易度課題を設定でき実施できたこと，さらに脳神経が自然回復したことが嚥下機能改善を促し，良好な帰結につながった．

　本症例は治療困難な複合的で重度な摂食嚥下障害を呈していた．このようなケースでは，嚥下動態（VF，CT）や嚥下生理（HRM，筋電図検査）を含めた多面的な評価が有効である．経過中，機能の改善に伴って食塊の安全な通過側が変化することをよく体験する．治療指向的な嚥下評価が正確な病態理解を促し，最も適切な練習法の選択を可能にする．

文 献

Part I 概論および嚥下の生理

1 解剖の概論および用語

1） Shaw SM, Martino R：The normal swallow：muscular and neurophysiological control. Otolaryngol Clin N Am, 46 (6)：937-956, 2013. doi:10.1016/j.otc.2013.09.006.
2） Matsuo K, Palmer JB：Anatomy and physiology of feeding and swallowing：normal and abnormal. Phys Med Rehabil Clin N Am, 19 (4)：691-707, 2008.
3） Logemann JA：Evaluation and treatment of swallowing disorders. 2nd ed. Austin, TX：Pro-Ed；1998.
4） Malandraki G, Robbins J：Dysphagia. In：Barnes MP, Good DC, editors. Handbook of clinical neurology, vol.110. New York：Elsevier；2013. p.255-271.

2 ヒトの嚥下の進化と発達

1） Laitman JT, Reidenberg JS：Specializations of the human upper respiratory and upper digestive systems as seen through comparative and developmental anatomy. Dysphagia, 8：318-325, 1993.
2） German RZ, Crompton AW, Thexton AJ：The coordination and interaction between respiration and deglutition in young pigs. J Comp Physiol A, 182：539-547, 1998.
3） Logemann JA：Evaluation and treatment of swallowing disorders. 2nd ed. Austin：Pro-Ed；1998.
4） Delaney AL, Arvedson JC：Development of swallowing and feeding：prenatal through first year of life. Dev Disabil Res Rev, 14 (2)：105-117, 2008.
5） Tutor JD, Gosa MM. Dysphagia and aspiration in children. Pediatr Pulmonol, 47 (4)：321-337, 2012.

3 摂食嚥下の生理学的モデル

1） Matsuo K, Palmer JB：Anatomy and physiology of feeding and swallowing：normal and abnormal. Phys Med Rehabil Clin N Am, 19 (4)：691-707, 2008.
2） Dodds WJ, Taylor AJ, Stewart ET, Kern MK, Logemann JA, Cook IJ：Tipper and dipper types of oral swallows. AJR Am J Roentgenol, 153：1197-1199, 1989.
3） Ramsey GH, Watson JS, Gramiak R, Weinberg SA：Cinefluorographic analysis of the mechanism of swallowing. Radiology, 64 (4)：498-518, 1955.
4） Palmer JB, Rudin NJ, Lara G, Crompton AW：Coordination of mastication and swallowing. Dysphagia, 7 (4)：187-200, 1992.
5） Shaw SM, Martino R：The normal swallow：muscular and neurophysiological control. Otolaryngol Clin N Am, 46：937-956, 2013.
6） McConnel FM：Analysis of pressure generation and bolus transit during pharyngeal swallowing. Laryngoscope, 98 (1)：71-78, 1988.
7） Ardran GM, Kemp FH：The protection of the laryngeal airway during swallowing. Br J Radiol, 25：406-416, 1952.
8） Ardran GM, Kemp FH：Closure and opening of the larynx during swallowing. Br J Radiol, 29：205-208, 1956.
9） Ekberg O：Closure of the laryngeal vestibule during deglutition. Acta Otolaryngol, 93：123-129, 1982.
10） Inamoto Y, Saitoh E, Okada S, Kagaya H, Shibata S, Ota K, et al.：The effect of bolus viscosity on laryngeal closure in swallowing：kinematic analysis using 320-row area detector CT. Dysphagia, 28(1)：33-42, 2013.
11） Cook IJ, Dodds WJ, Dantas RO, Massey B, Kern MK, Lang IM, et al.：Opening mechanism of the human upper esophageal sphincter. Am J Phys, 257：748-759, 1989.
12） Logemann JA：Evaluation and treatment of swallowing disorders. 2nd ed. Austin, TX：Pro-Ed；1998.
13） Dodds WJ, Hogan W, Reid D, Stewart E, Arndorfer R：A comparison between Primary esophageal peristalsis following wet and dry swallows. J Appl Physiol, 35：851-857, 1973.
14） Palmer JB：Bolus aggregation in the oropharynx does not depend on gravity. Arch Phys Med Rehabil, 79：691-696, 1998.
15） Hiiemae KM, Palmer JB：Food transport and bolus formation during complete feeding sequences on foods of different initial consistency. Dysphagia, 14 (1)：31-42, 1999.
16） Saitoh E, Shibata S, Matsuo K, Baba M, Fujii W, Palmer JB：Chewing and food consistency：effects on bolus transport and swallow initiation. Dysphagia, 22 (2)：100-107, 2007.

17） Palmer JB, Hiiemae KM, Matsuo K, Haishima H：Volitional control of food transport and bolus formation during feeding. Physiol Behav, 91 (1)：66-70, 2007.
18） 才藤栄一, 植田耕一郎監修：摂食嚥下リハビリテーション 第3版. 東京, 医歯薬出版, 2016.
19） Kagaya H, Yokoyama M, Saitoh E, Kanamori D, Susa C, German RZ, et al.：Isolated pharyngeal swallow exists during normal human feeding. Tohoku J Exp Med, 236 (1)：39-43, 2015.
20） Matsuo K, Hiiemae KM, Gonzalez-Ferrnandez M, Palmer JB：Respiration during feeding on solid food：alterations in breathing during mastication, pharyngeal bolus aggregation, and swallowing. J Appl Physiol, 104：674-681, 2008.
21） Matsuo K, Palmer JB：Coordination of mastication, swallowing and breathing. Jpn Dent Sci Rev, 45 (1)：31-40, 2009.

Part II 臨床的アプローチ

4 リハビリテーション医学からみた摂食嚥下障害

1） Puisieux F, D'andrea C, Baconnier P, Bui-Dinh D, Castaings-Pelet S, Crestani B, et al.：Swallowing disorders, pneumonia and respiratory tract infectious disease in the elderly. Rev Mal Respir, 26：587-605, 2009.
2） Logemann JA, Curro FA, Pauloski B, Gensler G：Aging effects on oropharyngeal swallow and the role of dental care in oropharyngeal dysphagia. Oral Dis, 19 (8)：733-737, 2013. doi:10.1111/odi.12104.
3） Kuroda Y：Relationship between swallowing function, and functional and nutritional status in hospitalized elderly individuals. Int J Speech Lang Pathol Audiol, 2：20-26, 2014.
4） Clavé P, Shaker R：Dysphagia：current reality and scope of the problem. Nat Rev Gastroenterol Hepatol, 12 (5)：259-270, 2015. doi:10.1038/nrgastro.2015.49.
5） Wirth R, Dziewas R, Beck AM, Clavé P, Hamdy S, Heppner HJ, et al.：Oropharyngeal dysphagia in older persons - from pathophysiology to adequate intervention：a review and summary of an international expert meeting. Clin Interv Aging, 11：189-208, 2016. doi:10.2147/CIA.S97481.
6） Sura L, Madhavan A, Carnaby G, Crary MA：Dysphagia in the elderly：management and nutritional considerations. Clin Interv Aging, 7：287-298, 2012. doi:10.2147/CIA.S23404.
7） Martino R, Foley N, Bhogal S, Diamant N, Speechley M, Teasell R：Dysphagia after stroke：incidence, diagnosis, and pulmonary complications. Stroke, 36 (12)：2756-2763, 2005.
8） Martino R, Martin RE, Black S：Dysphagia after stroke and its management. CMAJ, 184 (10)：1127-1128, 2012. doi:10.1503/cmaj.101659.
9） Carrión S, Cabré M, Monteis R, Roca M, Palomera E, Serra-Prat M, et al.：Oropharyngeal dysphagia is a prevalent risk factor for malnutrition in a cohort of older patients admitted with an acute disease to a general hospital. Clin Nutr, 34 (3)：436-442, 2015. doi:10.1016/j.clnu.2014.04.014.
10） Maeshima S, Osawa A, Miyazaki Y, Seki Y, Miura C, Tazawa Y, et al.：Influence of dysphagia on short-term outcome in patients with acute stroke. Am J Phys Med Rehabil, 90 (4)：316-320, 2011. doi:10.1097/PHM.0b013e31820b13b2.
11） Guyomard V, Fulcher RA, Redmayne O, Metcalf AK, Potter JF, Myint PK：Effect of dysphasia and dysphagia on inpatient mortality and hospital length of stay：a database study. J Am Geriatr Soc, 57(11)：2101-2106, 2009. doi:10.1111/j.1532-5415.2009.02526.x.
12） Altman KW, Yu GP, Schaefer SD：Consequence of dysphagia in the hospitalized patient：impact on prognosis and hospital resources. Arch Otolaryngol Head Neck Surg, 136 (8)：784-789, 2010. doi:10.1001/archoto.2010.129.
13） Martens L, Cameron T, Simonsen M：Effects of a multidisciplinary management program on neurologically impaired patients with dysphagia. Dysphagia, 5 (3)：147-151, 1990.
14） Farneti D, Consolmagno P：The Swallowing centre：rationale for a multidisciplinary management. Acta Otorhinolaryngol Ital, 27 (4)：200-207, 2007.
15） Aoki S, Hosomi N, Hirayama J, Nakamori M, Yoshikawa M, Nezu T, et al.：The multidisciplinary Swallowing team approach decreases

pneumonia onset in acute stroke patients. PLoS One, 11 (5)：e0154608, 2016. doi:10.137/journal.pone.0154608.

16）Saitoh E, Matsuo K, Inamoto Y, Ishikawa M, Tsubahara A：Twenty years of trans-disciplinary approach development for dysphagia rehabilitation in Japan. Dysphagia, 30 (1)：102-103, 2015. doi:10.1007/s00455-014-9591-0.

17）Toda F, Kagaya H, Baba M, Shibata S, Ozeki Y, Kanamori D, et al.：Effect of swallowing rounds on the outcome of dysphagic patients. Jpn J Compr Rehabil Sci, 6：50-55, 2015.

5　摂食嚥下障害の臨床的評価

1 ）Donovan NJ, Daniels SK, Edmiaston J, Weinhardt J, Summers D, Mitchell PH：Dysphagia screening：state of the art：invitational conference Proceeding from the State-of-the-Art Nursing Symposium, International Stroke Conference 2012. Stroke, 44 (4)：e24-31, 2013. doi:10.1161/STR.0b013e3182877f57.

2 ）Martino R, Foley N, Bhogal S, Diamant N, Speechley M, Teasell R：Dysphagia after stroke：incidence, diagnosis, and pulmonary complications. Stroke, 36 (12)：2756-2763, 2005.

3 ）Hinchey JA, Shephard T, Furie K, Smith D, Wang D, Tonn S：Formal dysphagia screening protocols prevent pneumonia. Stroke, 36 (9)：1972-1976, 2005.

4 ）Martino R, Pron G, Diamant N：Screening for oropharyngeal dysphagia in stroke：insufficient evidence for guidelines. Dysphagia, 15 (1)：19-30, 2000.

5 ）Lakshminarayan K, Tsai AW, Tong X, Vazquez G, Peacock JM, George MG, et al.：Utility of dysphagia screening results in predicting poststroke pneumonia. Stroke, 41 (12)：2849-2854, 2010. doi:10.1161/STROKEAHA.110.597039.

6 ）Daniels SK, Anderson JA, Willson PC：Valid items for screening dysphagia risk in patients with stroke：a systematic review. Stroke, 43 (3)：892-897, 2012. doi:10.1161/STROKEAHA.111.640946.

7 ）馬場　尊, 才藤栄一, 武田斉子, 小野木啓子：経口摂食適応のための摂食・嚥下機能評価. 総合リハ, 30：1309-1316, 2002.

8 ）Kertscher B, Speyer R, Palmieri M, Plant C：Bedside screening to detect oropharyngeal dysphagia in patients with neurological disorders：an updated systematic review. Dysphagia, 29 (2)：204-212, 2014. doi:10.1007/s00455-013-9490-9.

9 ）Martino R, Flowers HL, Shaw SM, Diamant NE：A systematic review of current clinical and instrumental swallowing assessment methods. Curr Phys Med Rehabil Rep, 1：267-279, 2013. doi:10.1007/s40141-013-0033-y.

10）Poorjavad M, Jalaie S：Systemic review on highly qualifed screening tests for swallowing disorders following stroke：validity and reliability issues. J Res Med Sci, 19 (8)：776-785, 2014.

11）小口和代, 才藤栄一, 水野雅康, 馬場　尊, 奥井美枝, 鈴木美保：機能的嚥下障害スクリーニングテスト「反復唾液嚥下テスト」(the Repetitive Saliva Swallowing Test：RSST) の検討, (1) 正常値の検討. リハビリテーション医学, 37：375-382, 2000.

12）小口和代, 才藤栄一, 馬場　尊, 楠戸正子, 田中ともみ, 小野木啓子：機能的嚥下障害スクリーニングテスト「反復唾液嚥下テスト」(the Repetitive Saliva Swallowing Test：RSST) の検討, (2) 妥当性の検討. リハビリテーション医学, 37：383-388, 2000.

13）Tohara H, Saitoh E, Mays KA, Kuhlemeier K, Palmer JB：Three tests for predicting aspiration without videofluorography. Dysphagia, 18 (2)：126-134, 2003.

14）Saitoh E：Grant for Ministry of Welfare (Comprehensive Gerontologic Science) Comprehensive study of treatment and management for dysphagia. Report of Grant for Ministry of Welfare, 1999：1-18, 2009.

15）窪田俊夫, 三島博信, 花田　実, 南波　勇, 小島義次：脳血管障害における麻痺性嚥下障害―スクリーニングテストとその臨床応用について. 総合リハ, 10 (2)：271-276, 1982.

16）Horiguchi S, Suzuki Y：Screening tests in evaluating swallowing function. Jpn Med Assoc J, 54 (1)：31-34, 2011.

17）Takeda S, Saitoh E, Matsuo K, Baba M, Fujii W, Palmer JB：Innuence of chewing on food transport and swallowing. Jpn J Rehabil Med, 39 (6)：322-330, 2002.

18）Ozaki K, Kagaya H, Yokoyama M, Saitoh E, Okada S, González-Fernández M, et al.：The risk of penetration or aspiration during videofluoroscopic examination of swallowing varies depending on food types. Tohoku J Exp Med, 220 (1)：41-46, 2010.

19）日本摂食嚥下リハビリテーション学会医療検討委員会：嚥下造影の検査法（詳細版）日本摂食嚥下リハビリテーション学会医療検討委員会2014年度版. 日摂食嚥下リハ会誌, 18 (2)：166-186, 2014. https://www.jsdr.or.jp/wp-content/uploads/file/doc/VF18-2-p166-186.pdf.

20）Rosenbek JC, Robbins JA, Roecker EB, Coyle JL, Wood JL：A penetration-aspiration scale. Dysphagia, 11 (2)：93-98, 1996.

21）Wright RER, Boyd CS, Workman A：Radiation doses to patients during pharyngeal videofluoroscopy. Dysphagia, 13：113-115, 1998.

22）Crawley MT, Savage P, Oakley F：Patient and operator dose during fluoroscopic examination of swallow mechanism. Br J Radiol, 77：654-656, 2004.

23）Zammit-Maempel I, Chapple CL, Leslie R：Radiation dose in videofluoroscopic swallow studies. Dysphagia, 22：13-15, 2007.

24）Kanamori D, Kagaya H, Fujii N, Inamoto Y, Nakayama E, Suzuki S, et al.：Examination of the distance measurement error and exposed dose when using, a 320-row area detector CT：a comparison with videofluoroscopic examination of swallowing. Jpn J Compr Rehabil Sci, 2：18-23, 2011.

25）Langmore S：Endoscopic evaluation and treatment of swanowing disorders. 2nd ed. New York：Thieme；2001.

26）Wu CH, Hsiao TY, Chen JC, Chang YC, Lee SY：Evaluation of swallowing safety with fiberoptic endoscope：comparison with videofluoroscopic technique. Laryngoscope, 107 (3)：396-401, 1997.

27）Hiss SG, Postma GN：Fiberendoscopic endoscopic evaluation of swallowing. Laryngoscope, 113 (8)：1386-1393, 2003.

28）Aviv JE, Kaplan ST, Thompson JE, Spitzer J, Diamond B, Close LG：The safety of flexible endoscopic evaluation of swallowing with sensory testing：an analysis of 500 consecutive evaluations. Dysphagia, 15：39-44, 2000.

29）Warnecke T, Teismann I, Oslenber S, Hamacher C, Ringelstein EB, Schabitz WR, et al.：The safety of fiberoptic endoscopic evaluation of swallowing in acute stroke patients. Stroke, 40 (2)：482-486, 2009. doi:10.1161/STROKEAHA.108.520775.

30）Toda F, Kagaya H, Baba M, Shibata S, Ozeki Y, Kanamori D, et al.：Effect of swallowing rounds on the outcome of dysphagic patients. Jpn J Compr Rehabil Sci, 6：50-55, 2015.

31）Sellars C, Bowie L, Bagg J, Sweeney MP, Miller H, Tilston J, et al.：Risk factors for chest infection in acute stroke：a prospective cohort study. Stroke, 38 (8)：2284-2291, 2007.

32）Armstrong JR, Mosher BD：Aspiration pneumonia after stroke：intervention and prevention. Neurohospitalist, 1 (2)：85-93, 2011. doi:10.1177/1941875210395775.

33）Almeida SR, Bahia MM, Lima FO, Paschoal IA, Cardoso TA, Li LM：Predictors of pneumonia in acute stroke in patients in an emergency unit. Arq Neuropsiquiatr, 73 (5)：415-419, 2015. doi:10.1590/0004-282X20150046.

34）Fujii N, Inamoto Y, Saitoh E, Baba M, Okada S. Yoshioka S, et al.：Evaluation of swallowing using 320-detector-row multislice CT. Part I：single- and multiphase volume scanning for three-dimensional morphological and kinematic analysis. Dysphagia, 26 (2)：99-107, 2011. doi:10.1007/s00455-009-9268-2.

35）Inamoto Y, Fujii N, Saitoh E, Baba M, Okada S, Katada K, et al.：Evaluation of swallowing using 320-detector-row multislice CT. Part II：kinematic analysis of laryngeal closure during normal swallowing. Dysphagia, 26 (3)：209-217, 2011. doi:10.1007/s00455-010-9276-2.

36）Inamoto Y：Saitoh E, Okada S, Kagaya H, Shibata S, Ota K, et al.：The effect of bolus viscosity on laryngeal closure in swallowing：kinematic analysis using 320-row area detector CT. Dysphagia, 28 (1)：33-42, 2013.

37）Inamoto Y：Swallowing disorder - Kinematic analysis and understanding of dysphagia pathophysiology using swallowing CT. Innervation, 29 (5)：73-76, 2014.

38）Inamoto Y, Saitoh E：Novel swallowing evaluation using swallowing CT. Jon J Rehabil Med, 52：36-41, 2015.

39）Okada T, Aoyagi Y, Inamoto Y, Saitoh E, Kagaya H, Shibata S, et al.：Dynamic change in hyoid muscle length associated with trajectory of hyoid bone during swallowing：analysis using 320-row area detector computed tomography. J Appl Physiol, 115：1138-1145, 2013. doi:10.1152/japplphysiol.00467.2013.

40）Shibata S, Kagaya H, Inamoto Y, Saitoh E, Okada S, Ota K, et al. : Swallowing maneuver analysis using 320-row area detector computed tomography (320-ADCT). Jpn J Compr Rehabil Sci, 2 : 54-62, 2011.

41) Nakayama E, Kagaya H, Saitoh E, Inamoto Y, Hashimoto S, Fujii N, et al. : Changes in Pyriform sinus morphology in the head rotated position as assessed by 320-row area detector CT. Dysphagia, 28 (2) : 199-204, 2013. doi:10.1007/s00455-012-9430-0.

42) Schepp SK, Tirschwell DL, Miller RM, Longstreth WT Jr. : Swallowing screens after acute stroke : a systematic review. Stroke, 43 (3) : 869-871, 2012. doi:10.1161/STROKEAHA.111.638254.

43) Martino R, Silver F, Teasell R, Bayley M, Nicholson G, Streiner DL, et al. : The Toronto Bedside Swallowing Screening Test (TOR-BSST) : development and validation of a dysphagia screening tool for patients with stroke. Stroke, 40 (2) : 555-561, 2009. doi:10.1161/STROKEAHA.107.510370.

44) SCORE (Stroke Canada Optimization of Rehabilitation through Evidence) evidence-based recommendations for the upper and lower extremities and risk assessment post-stroke 2007. Ottawa : Canadian Stroke Network ; 2007. http://www.canadianstrokenetwork.ca/eng/tools/downloads/SCORE_EBR_Aug2307.pdf. Accessed 19 Oct 2015.

45) Edmiaston J, Connor LT, Loehr L, Nassief A : Validation of a dysphagia screening tool in acute stroke patients. Am J Crit Care, 19 (4) : 357-364, 2010. doi:10.4037/ajcc2009961.

46) Edmiaston J, Connor LT, Ford AL : SWALLOW-3D, a simple 2-minute bedside screening test, detects dysphagia in acute stroke patients with high sensitivity when validated against videofluoroscopy (abstract). Stroke, 42 : e352, 2011.

47) Clavé P, Arreola V, Romea M, Medina L, Palomera E, Serra-Prat M: Accuracy of the volumeviscosity swallow test for clinical screening of oropharyngeal dysphagia and aspiration. Clin Nutr, 27 (6) : 806-815, 2008. doi:10.1016/j.clnu.2008.06.011.

48) Suiter DM, Leder SB : Clinical utility of the 3-ounce water swallow test. Dysphagia, 23 (3) : 244-250, 2008.

49) Trapl M, Enderle P, Nowotny M, Teuschl Y, Matz K, Dachenhausen A, et al. : Dysphagia bedside screening for acute-stroke patients : the Gugging Swallowing Screen. Stroke, 38 (11) : 2948-2952, 2007.

50) DePippo KL, Holas MA, Reding MJ : The Burke dysphagia screening test : validation of its use in patients with stroke. Arch Phys Med Rehabil, 75 (12) : 1284-1286, 1994.

Part Ⅲ 治 療

6 口腔ケア

1) Terpenning M : Geriatric oral health and pneumonia risk. Clin Infect Dis, 40 (12) : 1807-1810, 2005.

2) Fernández OO, Clavé P : Oral hygiene, aspiration, and aspiration pneumonia : from pathophysiology to therapeutic strategies. Curr Phys Med Rehabil Rep, 1 : 292-295, 2013. doi:10.1007/s40141-013-0032-z.

3) Terpenning MS, Taylor GW, Lopatin DE, Kerr CK, Dominguez BL, Loesche WJ : Aspiration pneumonia : dental and oral risk factors in an older veteran population. J Am Geriatr Soc, 49 (5) : 557-563, 2001.

4) Yoneyama T, Yoshida M, Ohrui T, Mukaiyama H, Okamoto H, Hoshiba K, et al. : Oral care reduces pneumonia in older patients in nursing homes. J Am Geriatr Soc, 50 (3) : 430-433, 2002.

5) Sørensen RT, Rasmussen RS, Overgaard K, Lerche A, Johansen AM, Lindhardt T : Dysphagia screening and intensified oral hygiene reduce pneumonia after stroke. J Neurosci Nurs, 45 (3) : 139-146, 2013. doi:10.1097/JNN.0b013e31828a412c.

6) Ikeda M, Miki T, Atsumi M, Inagaki A, Mizuguchi E, Meguro M, et al. : Effective elimination of contaminants after oral care in elderly institutionalized individuals. Geriatr Nurs, 35 (4) : 295-299, 2014. doi:10.1016/j.gerinurse.2014.03.003.

7) Ortega O, Parra C, Zarcero S, Nart J, Sakwinska O, Clavé P : Oral health in older patients with oropharyngeal dysphagia. Age Ageing, 43 (1) : 132-137, 2014. doi:10.1093/ageing/aft164.

8) EI-Solh AA : Association between pneumonia and oral care in nursing home residents. Lung, 189 (3) : 173-180, 2011. doi:10.1007/s00408-011-9297-0.

9) Zlotnik Y, Balash Y, Korczyn AD, Giladi N, Gurevich T : Disorders of the oral cavity in Parkinson's disease and parkinsonian syndromes. Parkinsons Dis, 2015 : 379482, 2015. doi:10.1155/2015/379482.

10) Furuta M, Yamashita Y : Oral health and swallowing problems. Curr Phys Med Rehabil ReP, 1 (4) : 216-222, 2013.

11) Clavé P, Shaker R : Dysphagia : current reality and scope of the problem. Nat Rev Gastroenterol Hepatol, 12 (5) : 259-270, 2015. doi:10.1038/nrgastro.2015.49.

12) Wirth R, Dziewas R, Beck AM, Clavé P, Hamdy S, Heppner HJ, et al. : Oropharyngeal dysphagia in older persons - from pathophysiology to adequate intervention : a review and summary of an international expert meeting. Clin Interv Aging, 11 : 189-208, 2016. doi:10.2147/CIA.S97481.

13) Finucane TE, Bynum JP : Use of tube feeding to prevent aspiration pneumonia. Lancet, 348 (9039) : 1421-1424, 1996.

7 摂食嚥下練習

1) Schmidt RA. Motor leaming & performance : from principles to practice. 1st ed. Champaign : Human Kinetics ; 1991.

2) Shaker R, Kern M, Bardan E, Taylor A, Stewart ET, Hoffmann RG, et al. : Augmentation of deglutitive upper esophageal sphincter opening in the elderly by exercise. Am J Physiol Gastrointest Liver Physiol, 272 (6) : G1518-1522, 1997.

3) Shaker R, Easterling C, Kern M, Nitschke T, Massey B, Daniels S, et al. : Rehabilitation of swallowing by exercise in tube-fed patients with pharyngeal dysphagia secondary to abnormal UES opening. Gastroenterology, 122 (5) : 1314-1321, 2002.

4) Utanohara Y, Hayashi R, Yoshikawa M, Yoshida M, Tsuga K, Akagawa Y : Standard values of maximum tongue pressure taken using newly developed disposable tongue pressure measurement device. Dysphagia, 23 (3) : 286-290, 2008. doi:10.1007/s00455-007-9142-z.

5) Wada S, Tohara H, Iida T, Inoue M, Sato M, Ueda K : Jaw-opening exercise for insufficient opening of upper esophageal sphincter Arch Phys Med Rehabil, 93 (11) : 1995-1999, 2012. doi:10.1016/j.apmr.2012.04.025.

6) Logemann JA : Evaluation and treatment of swallowing disorders. 2nd ed. Austin (TX) : Pro-Ed ; 1998.

7) Fujiu M, Logemann JA, Pauloski BR : Increased postoperative posterior pharyngeal wall movement in patients with anterior oral cancer : preliminary findings and possible implications for treatment. Am J Speech Lang Pathol, 4 (2) : 24-30, 1995. doi:10.1044/1058-0360.0402.24.

8) Fujiu M, Logemann JA : Effect of a tongue-holding maneuver on posterior pharyngeal wall movement during deglutition. Am J Speech Lang Pathol, 5 (1) : 23-30, 1996. doi:10.1044/1058-0360.0501.23.

9) 倉智(藤生)雅子：前舌保持嚥下法のEBM(シンポジウム嚥下訓練の EBM). 言語聴覚研究, 7 (1) : 31-38, 2010.

10) Fujiu-Kurachi M : Developing the tongue holding maneuver. Dysphagia, 11 (1) : 9-11, 2002. doi:10.1044/sasd11.1.9.

11) Pitts T, Bolser D, Rosenbek J, Troche M, Okun MS, Sapienza C : Impact of expiratory muscle strength training on voluntary cough and swallow function in Parkinson disease. Chest, 135 (5) : 1301-1308, 2009. doi:10.1378/chest.08-1389.

12) Troche MS, Okun MS, Rosenbek JC, Musson N, Fernandez HH, Rodriguez R, et al. : Aspiration and swallowing in Parkinson disease and rehabilitation with EMST:a randomized trial. Neurology, 75 (21) : 1912-1919, 2010. doi:10.1212/WNL.0b013e3181fef115.

13) Lazzara GL, Lazarus CL, Logemann JA : Impact of thermal stimulation on the triggering of the swallowing reflex. Dysphagia, 1 (2) : 73-77, 1986. doi:10.1007/BF02407117.

14) Kojima C, Fujishima I, Ohkuma R, Maeda H, Shibamoto I, Hojo K, et al. : Jaw opening and swallow triggering method for bilateral-brain-damaged patients : K-point stimulation. Dysphagia, 17 (4) : 273-277, 2002.

15) 角谷直彦, 石田 暉, 村上恵一：輪状咽頭筋弛緩障害に対する間欠的バルーンカテーテル拡張法. リハビリテーション医学, 34 (8) : 553-555, 1997.

16) Onogi K, Saitoh E, Kondo I, Ozeki M, Kagaya H : Immediate effectiveness of balloon dilatation therapy for Patients with dysphagia due to cricopharyngeal dysfunction. Jpn J Compr Rehabil Sci, 5 : 87-92, 2014.

17) Hojo K, Fujishima I, Ohno T, Kojima C, Takehara I, Sibamoto I, et al. : Research into the effectiveness how well the balloon dilatation method causes the desired outcome for cricopharyngeal dysphagia

at the chronic stage in cerebrovascular disease. Jpn J Speech Lang Heari Res, 3：106-115, 2006.

18) Martin BJ, Logemann JA, Shaker R, Dodds WJ. Normal laryngeal valving patterns during three breath-hold maneuvers：a pilot investigation. Dysphagia, 8 (1)：11-20, 1993.

19) Ohmae Y, Logemann JA, Kaiser P, Hanson DG, Kahrilas PJ：Effects of two breath-holding maneuvers on oropharyngeal swallow. Ann Otol Rhinol Laryngol, 105 (2)：123-131, 1996.

20) Logemann JA, Pauloski BR, Rademaker AW, Colangelo LA：Super-supraglottic swallow in irradiated head and neck cancer patients. Head Neck, 19 (6)：535-540, 1997.

21) Donzelli J, Brady S：The effects of breath-holding on vocal fold adduction：implications for safe swallowing. Arch Otolaryngol Head Neck Surg, 130 (2)：208-210, 2004.

22) Kahrilas PJ, Logemann JA, Krugler C, Flanagan E：Volitional augmentation of upper esophageal sphincter opening during swallowing. Am J Phys, 260 (3 Pt 1)：G450-456, 1991.

23) Mendelsohn MS, McConnel FM：Function in the pharyngoesophageal segment. Laryngoscope, 97 (4)：483-489, 1987.

24) Inamoto Y, Saitoh E, Ito Y, Kagaya H, Aoyagi Y, Shibata S, Ota k, Fujii N, Palmer JB: The Mendelsohn maneuver and its effect on swallowing: kinematic analysis in three dimensions using dynamic area detector CT. Dysphagia, 33: 419430, 2018.

25) McCullough GH, Kim Y：Effects of the Mendelsohn maneuver on extent of hyoid movement and UES opening post-stroke. Dysphagia, 28 (4)：511-519, 2013. doi:10.1007/s00455-013-9461-1.

26) Lazarus C, Logemann JA, Gibbons P：Effects of maneuvers on swallowing function in a dysphagic oral cancer patient. Head Neck, 15 (5)：419-424, 1993.

27) Lazarus CL, Logemann JA, Song CW, Rademaker AW, Kahrilas PJ：Effects of voluntary maneuvers on tongue base function for swallowing. Folia Phoniatr Logop, 54：171-176, 2002.

28) Karle WE, Lazarus CL：Swallowing rehabilitation. In：Fried M, Tan M, editors. Laryngology for the general otolaryngologist. New York：Thieme；2014.

29) Pouderoux P, Kahrilas PJ：Deglutitive tongue force modulation by volition, volume, and viscosity in humans. Gastroenterology, 108 (5)：1418-1426, 1995.

30) Hind JA, Nicosia MA, Roecker EB, Carnes ML, Robbihs J：Comparison of effortful and noneffortful swallows in healthy middle-aged and older adults. Arch Phys Med Rehabil, 82 (12)：1661-1665, 2001.

31) Huckabee ML, Butler SG, Barclay M, Jit S：Submental surface electromyographic measurement and pharyngeal pressures during normal and effortful swallowing. Arch Phys Med Rehabil, 86 (11)：2144-2149, 2005.

32) Kagaya H, Inamoto Y, Okada S, Saitoh E：Body positions and functional training to reduce aspiration in patients with dysphagia. JMAJ, 54 (1)：35-38, 2011.

33) 才藤栄一, 木村彰男, 矢守 茂, 森ひろみ, 出江紳一, 千野直一：嚥下障害のリハビリテーションにおける videofluorography の応用. リハビリテーション医学, 23 (3)：121-124, 1986.

34) Logemann JA, Kahrilas PJ, Kobara M, Vakil NB：The benefit of head rotation on pharyngoesophageal dysphagia. Arch Phys Med Rehabil, 70 (10)：767-771, 1989.

35) Ohmae Y, Ogura M, Kitahara S, Karaho T, Inouye T：Effects of head rotation on pharyngeal function during normal swallow. Ann Otol Rhinol Laryngol, 107 (4)：344-348, 1998.

36) Inamoto Y, Saitoh E, Shibata S, Kagaya H, Nakayama E, Ota K, et al.：Effectiveness and applicability of a specialized evaluation exercise-chair in posture adjustment for swallowing. Jpn J Compr Rehabil Sci, 5：33-39, 2014.

37) Okada S, Saitoh E, Palmer JB, Matsuo K, Yokoyama M, Shigeta R, et al.：What is the chin-down posture? A questionnaire survey of speech language pathologists in Japan and the United States. Dysphagia, 22 (3)：204-209, 2007.

38) Welch MV, Logemann JA, Rademaker AW, et al.：Changes in pharyngeal dimensions effected by chin tuck. Arch Phys Med Rehabil, 74：178-781, 1993.

39) 横山通夫, 岡田澄了, 馬場 尊, 才藤栄一, 重田律子, 鈴木美保ほか：摂食・嚥下障害者用ゼリーの開発―直接訓練における試用―. 日本摂食嚥下リ

ハビリテーション学会雑誌, 9 (2)：186-194, 2005.

40) Nakagawa K, Matsuo K, Shibata S, Inamoto Y, Ito Y, Abe K, et al.：Efficacy of a novel training food based on the process model of feeding for mastication and swallowing----a preliminary study in elderly individuals living at a residential facility. Jpn J Compr Rehabil Sci, 5：72-78, 2014.

41) Umene S, Hayashi M, Kato K, Masunaga H：Physical properties of root crops treated with novel softening technology capable of retaining the shape, color, and nutritional value of foods. Dysphagia, 30 (2)：105-113, 2015. doi:10.1007/s00455-014-9581-2.

42) Aoki Y, Kabuto S, Ozeki Y, Tanaka T, Ota K：The effect of tongue pressure strengthening exercise for dysphagic patients. Jpn J Compr Rehabil Sci, 6：129-136, 2015.

43) Robbins J, Kays SA, Gangnon RE, Hind JA, Hewitt AL, Gentry LR, et al.：The effects of lingual exercise in stroke patients with dysphagia. Arch Phys Med Rehabil, 88 (2)：150-158, 2007.

44) 藤島一郎監著,聖隷嚥下チーム執筆：嚥下障害ポケットマニュアル第3版. 医歯薬出版, 東京, 2011.

45) Cichero JA, Steele C, Duivestein J, Clavé P, Chen J, Kayashita J, et al.：The need for international terminology and definitions for texture-modified foods and thickened liquids used in dysphagia management：foundations of a global initiative. Curr Phys Med Rehabil Rep, 1：280-291, 2013.

8　その他の治療

1) Kisa T, Igo M, Inagawa T, Fukada M, Saito J, Setoyama M：Intermittent oral catheterization (IOC) for dysphagic stroke patients. Jpn J Rehabil Med, 34 (2)：113-120, 1997.

2) Kisa T, Sakai Y, Tadenuma T, Maniwa S：History, application, procedures, and effects of intermittent oral catheterization (IOC). Jpn J Compr Rehabil Sci, 6：91-104, 2015.

3) Sugawara H, Ishikawa M, Takayama M, Okamoto T, Sonoda S, Miyai I, et al.：Effect of tube feeding method on establishment of oral intake in stroke patients with dysphagia：comparison of intermittent tube feeding and nasogastric tube feeding. Jpn J Compr Rehabil Sci, 6：1-5, 2015.

4) Miyazawa Y, Patient Doctors Network：Management of enteral nutrition. 2002. http://www.peg.or.jp/paper/article/nutrition/1-point.html. Accessed 8 October 2016.

5) Davis JW：Prosthodontic management of swallowing disorders. Dysphagia, 3 (4)：199-205, 1989.

6) Gary JJ, Johnson AC, Garner FT：The role of the prosthodontist regarding aspirative dysphagia. J Prosthet Dent, 67 (1)：101-106, 1992.

7) Ohno T, Fujishima I：Palatal and lingual augmentation prosthesis for patients with dysphagia and functional problems：a clinical report. J Prosthet Dent, 117(6)：811-813, 2016. doi:10.1016/j.Prosdent.2016.08.025.

8) Okuno K, Nohara K, Tanaka N, Sasao Y, Sakai T：The efficacy of a lingual augmentation prosthesis for swallowing after a glossectomy：a clinical report. J Prosthet Dent, 111 (4)：342-345, 2014. doi:10.1016/j.prosdent.2013.08.011.

9) 中山渕利, 戸原 玄, 寺本浩平, 中川量晴, 半田直美, 植田耕一郎：脳血管障害による摂食・嚥下障害患者に対して舌接触補助床を用いた一症例. 老年歯科医学, 23 (4)：404-411, 2009.

10) 小島千枝子：脳損傷による摂食・嚥下障害と構音障害への補綴的アプローチ. リハビリテーション科学ジャーナル, 1：91-98, 2006.

11) 摂食・嚥下障害, 構音障害に対する舌接触補助床 (PAP) の診療ガイドライン. 日本老年歯科医学会・日本補綴歯科学会, 2011.

12) Shin T, Tsuda K, Takagi S：Surgical treatment for dysphagia of neuromuscular origin. Folia Phoniatr Logop, 51 (4-5)：213-219, 1999.

13) 藤島一郎：難治性嚥下障害に対する治療戦略―総論, リハビリテーション, 手術―. 臨床神経, 51：1066-1068, 2011.

14) Mahieu HF, Bree RD, Westerveld GJ, Leemans CR：Laryngeal suspension and upper esophageal sphincter myotomy as a surgical option for treatment of severe aspiration. Oper Tech Otolaryngol, 10 (4)：305-310, 1999.

15) Kos MP, David EF, Aalders IJ, Smit CF, Mahieu HF：Long-term results of laryngeal suspension and upper esophageal sphincter myotomy as treatment for life-threatening aspiration. Ann Otol Rhinol Laryngol, 117 (8)：574-580, 2008.

16) 本多知行：嚥下障害の臨床　リハビリテーションの考え方と実際, 第2版. 医歯薬出版, 東京, 2008.

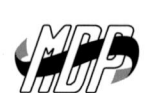

【編著者略歴】

稲本陽子（いなもとようこ）
1999 年 南山大学外国語学部英米科卒業
2001 年 日本聴能言語福祉学院聴能言語学科卒業
刈谷豊田総合病院リハビリテーション科勤務
2006 年 Johns Hopkins University, Department of Physical Medicine and Rehabilitation 留学（～2007 年）
2010 年 藤田保健衛生大学（現 藤田医科大学）大学院保健学研究科修了
藤田保健衛生大学（現 藤田医科大学）病院リハビリテーション部勤務
2011 年 藤田保健衛生大学（現 藤田医科大学）医療科学部リハビリテーション学科講師
2014 年 藤田保健衛生大学（現 藤田医科大学）大学院医学研究科修了（医学博士）
2015 年 藤田保健衛生大学（現 藤田医科大学）医療科学部リハビリテーション学科准教授
2019 年 藤田医科大学保健衛生学部リハビリテーション学科教授

才藤栄一（さいとうえいいち）
医学博士，日本リハビリテーション医学会専門医
1980 年 慶應義塾大学医学部卒業
1986 年 慶應義塾大学医学部助手
1990 年 東京都リハビリテーション病院医長
1995 年 藤田保健衛生大学（現 藤田医科大学）医学部助教授
1998 年 藤田保健衛生大学（現 藤田医科大学）医学部リハビリテーション医学 I 講座教授
2011 年 藤田保健衛生大学（現 藤田医科大学）統括副学長（併任）
2019 年 藤田医科大学学長
米国 Johns Hopkins 大学客員教授，中国北京首都大学客員教授，中国医科大学客員教授，中国中山大学客員教授，中国上海健康医学院客員教授，京都府立医科大学客員教授，東京医科歯科大学客員教授，タイ Mahidol 大学客員教授，など

柴田斉子（しばたせいこ）
1994 年 東京女子医科大学医学部卒業
1998 年 藤田保健衛生大学（現 藤田医科大学）医学部リハビリテーション医学講座助手
1999 年 Johns Hopkins 大学リハビリテーション科留学
2000 年 藤田保健衛生大学（現 藤田医科大学）医学部リハビリテーション医学講座助手
2003 年 八尾はあとふる病院リハビリテーション科医長
2007 年 関西医科大学医学部リハビリテーション科助教
2010 年 藤田保健衛生大学（現 藤田医科大学）医学部リハビリテーション医学 I 講座助教
2012 年 藤田保健衛生大学（現 藤田医科大学）医学部リハビリテーション医学 I 講座講師
2018 年 藤田保健衛生大学（現 藤田医科大学）医学部リハビリテーション医学 I 講座准教授

Dysphagia Evaluation and Treatment From the Perspective of Rehabilitation Medicine　日本語版
リハビリテーション医学に基づいた摂食嚥下障害の評価・対応
ISBN978-4-263-44558-7

2019年 6 月 10 日　第 1 版第 1 刷発行　　　　　日本語版翻訳出版権所有

編著者　稲 本 陽 子
　　　　柴 田 斉 子
　　　　才 藤 栄 一
発行者　白 石 泰 夫
発行所　医歯薬出版株式会社
〒113-8612　東京都文京区本駒込1-7-10
TEL.（03）5395-7638（編集）・7630（販売）
FAX.（03）5395-7639（編集）・7633（販売）
https://www.ishiyaku.co.jp/
郵便振替番号 00190-5-13816

乱丁，落丁の際はお取り替えいたします.　　　　　印刷・真興社／製本・榎本製本
© Ishiyaku Publishers, Inc., 2019.　Printed in Japan